成功打造

防癌力

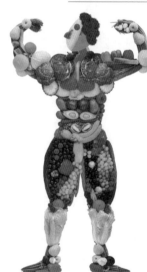

調好體質
不生病！

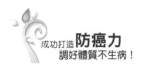

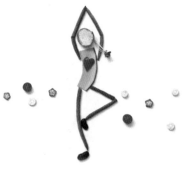

目錄

成功打造防癌力
調好體質不生病！

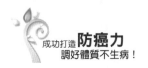
成功打造**防癌力**
調好體質不生病！

癌症可以預防
實踐有效的抗癌方法！

文／謝孟雄（董氏基金會董事長、臺灣營養學會創始人）

　　根據癌症流行病學的調查發現，約有80％的癌症，可能與我們的生活環境有關，其中飲食的部分就占癌症發生的原因達35％，可見病從口入，許多人都驚呼，「癌症是吃出來的」。

　　《大家健康》雜誌此次出版的新書《成功打造防癌力，調好體質不生病！》，從飲食習慣、營養學的角度切入，內容有系統的告訴讀者，如果遇到外食、應酬該如何吃，平時該如何聰明吃對食物，透過一些易懂的觀念、實用的方法來預防癌症。

　　人一旦免疫力下降，體內產生過多的自由基，會造成細胞壞死，長期累積下來，容易形成慢性病，嚴重時可能導致癌症產生。在書中，提到不少抗氧自由基能力特別強，可延緩衰老、抵抗疾病的好食物，包括番茄、菠菜、花椰菜、蔓越莓、大蒜、鮭魚、燕麥、堅果、綠茶等，也點出如何食用可獲得更好的營養價值，例如：番茄直接生食，能吃到最多的維生素C，而加工過的番茄產品，所含的茄紅素則易被人體吸收。書中提到不少調整飲食的方法，相當實用。

　　許多人到老年生病時才懂得健康的可貴，其實年輕時真要好好保養。有人問我，如何才能促進健康？有一個老生常談的觀念，最基本的就是注意營養要均衡，心情保持愉快，每天維持適量的運動，預防癌症的觀念大致也是如此。要如何簡單實踐？飲食上，要多攝取高纖食物，增加各種顏色蔬菜、水果的攝取量，避免油炸、高脂、重鹹的食物；維持適當的體重和每天適量的運動，像快走、慢跑等，讓身體流汗，相信身體自然健康，免疫力也能增強！

推薦序

成功打造防癌力
全民一起練五功

文／賴基銘（臺灣癌症基金會執行長、萬芳醫院研究副院長）

　　國際抗癌聯盟統計，全球每年約有1400多萬人罹患癌症，820萬人因而死亡，其中400萬人屬於過早死亡（30至69歲）。在臺灣，罹癌人口不斷攀升，每年達9萬多人，尤其近10年，癌症時鐘加速1.5倍，每5分40秒即有1人罹癌，這些數字都警示著，癌症已成為人類要面臨的災難。

　　面對癌症人口不斷增加，「早期發現、早期治療」是首要的癌症防治關鍵。2015年世界癌症日的主題「Not Beyond Us」（癌症防治在我們掌控中），宣示了4大主軸：1.宣導健康生活方式、2.重視早期篩檢、3.使所有癌症患者得到有效的治療、4.提升病友與家屬的生活品質，提醒全人類一起正視癌症的威脅。

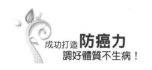
　　預防癌症不難，臺灣癌症基金會近年推動「全民練5功」，這觀念至少可降低60％至70％的罹癌風險。「5功」指的是健康生活型態的5原則，分別是1.攝取足量且多色蔬果的「蔬果彩虹579」原則、2.規律運動、3.體重控制、4.戒菸及避免二手菸害、5.定期篩檢。蔬果含豐富抗癌化學成分「植化素phytochemicals」，可透過分子多靶點的調控來抑制癌細胞形成。鼓勵學童每天吃5份蔬果，少女及成年女性7份，少男及成年男性9份，長期攝取就可充實防癌力。

　　「定期篩檢」是預防癌症的重要一環，國健署統計顯示，定期篩檢可降低子宮頸癌的發生率及死亡率六至九成；乳癌死亡率至少降低三成；糞便潛血檢查可降低兩至三成的大腸癌死亡率；30歲以上、有菸酒習慣的男性，接受口腔黏膜檢查可降低四成的口腔癌死亡率。臺灣的癌症篩檢政策領先全球，有完善的四癌（乳癌、子宮頸癌、大腸癌及口腔癌）篩檢，國人可善加利用，及早確診、治療，杜絕癌症進展。

　　《大家健康》雜誌出版的新書《成功打造防癌力，調好體質不生病！》，是一本實用的防癌保健書籍，內容完整的告訴讀者：如何從飲食及生活習慣去防癌，如何為自己的免疫力加分，打造有效的防癌力，是一本值得推薦的好書。

遠離癌症威脅
你必須具備的防癌力

文／姚思遠（董氏基金會執行長）

　　董氏基金會除了發行實體版及電子版的《大家健康》雜誌外，亦有醫療保健、心理勵志、公共衛生等類別的書籍規劃出版。2011年後，我們逐年增加書籍出版的比重，其中醫療保健類別的書籍，是主要的編輯方向，包括《用對方法，關節不痛》、《紓壓：找到工作的幸福感》、《解救身體小毛病：上班族必備的健康小百科》、《照顧父母，這樣做才安心》、《養好胃，身體自然變年輕》、《預約膝力人生》、《護好腸，健康從裡美到外》等好書，都在近年相繼出版。

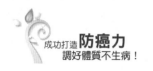

　　我們期望這類書籍的出版，能夠協助民眾瞭解各種疾病的成因及日常預防照護的知識，進而身體力行這些受用的保健常識。面對受疾病困擾的朋友，我們也特別在這類書中，介紹治療後應注意的事項及相關的醫療知識。

　　「癌症」是21世紀威脅人類健康最大的疾病，長期位居國人十大死因排行榜的首位，此次，出版新書《成功打造防癌力，調好體質不生病！》，我們期望能從預防醫學的觀點告訴讀者，癌症是有機會可以預防的，因為癌症與飲食習慣、生活型態息息相關。

　　本書以民眾習以為常卻可能會增加罹癌風險的一些錯誤飲食習慣為出發，進而建議正確的飲食觀念和聰明吃的飲食方法。書中詳盡列出抗癌食物，如何吃才能吸收營養，如何料理才能發揮最大的抗氧化功效。同時也分析坊間一些保健食品或是防癌偏方，告訴讀者哪些可信，哪些不能胡亂食用。

　　本書整理出的正確防癌觀念，只要讀者能夠留心、用心，調整錯誤的飲食習慣與生活型態，相信能有效增強免疫力，並進而打造優質的防癌力。

Part 1

這些錯誤飲食習慣
你還在做嗎？

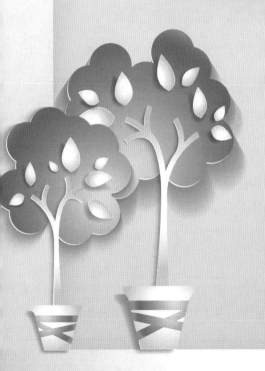

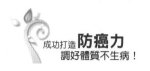
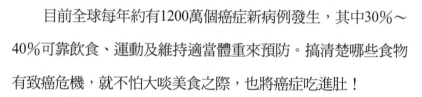

1-1

飲食習慣，決定你的防癌力

　　目前全球每年約有1200萬個癌症新病例發生，其中30％～40％可靠飲食、運動及維持適當體重來預防。搞清楚哪些食物有致癌危機，就不怕大啖美食之際，也將癌症吃進肚！

　　癌症自1982年躍居國人十大死因之首以後，衛生署每年定期發布癌症相關新聞，<u>最新2012年國人十大癌症發生率數據顯示，當年度癌症患者新增9萬6694人，平均每5分鐘26秒就有1人罹癌</u>，大腸癌連續7年高居國人十大癌症首位，其餘依序為肺癌、肝癌、乳癌、口腔癌（含口咽下咽）、攝護腺癌、胃癌、皮膚癌、甲狀腺癌、食道癌。此外，女性罹癌新增幅度明顯高於男性，女性癌症發生率第1名仍為乳癌，其次是大腸癌、肺癌。

遠離癌症
飲食控制，不容小覷

　　世界衛生組織指出，菸、酒、不健康飲食、缺乏身體活動及肥胖等不良習慣，占癌症死因的30％，與六成國人罹患的癌症有關，包含大腸癌、肝癌、肺癌、乳癌及口腔癌等。

　　萬芳醫院研究副院長暨癌症中心副主任賴基銘、輔仁大學營養科學系助理教授翁孟仕均強調，癌症很難歸因單一原因，會受遺傳、病毒、輻射線、化學物質等因素的刺激，也不是一朝一夕形成，但他們均認為飲食及不良生活習慣是形成癌症的關鍵因素。其中「大腸癌、乳癌、口腔癌、前列腺（攝護腺）癌、胃癌、食道癌」直接與「少吃蔬果，過度攝取高油、高鹽、高糖的不良飲食習慣相關」，「肝癌」也跟過量飲酒、脂肪肝、吃到被黃麴毒素汙染的食物有關。

　　據統計，目前全球每年約有1200萬個癌症新病例發生，但60～70％可以預防，在癌細胞尚未發生病變前就獲得控制，甚至使其凋亡，而其中30～40％可靠飲食調整、運動及

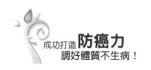

維持適當體重預防，30%可從戒菸及避免二手菸害著手。

「癌症預防要靠自己，不能只靠早期篩檢」，身為臺灣癌症基金會執行長的賴基銘醫師強調，每天「579份蔬果飲食」（依不同年齡及性別調整蔬果攝取量，學齡前兒童：蔬菜3份＋水果2份＝總量5份；小學學童及女性：蔬菜4份＋水果3份＝總量7份；男性：蔬菜5份＋水果4份＝總量9份）及永遠不吸菸，是最簡單易行的方式。

想防癌，臺北醫學大學附設醫院侯雅苓營養師提醒，每天要均衡攝取6大類食物，適量補充抗氧化營養素，以降低細胞氧化速度；此外，還需適時運動及休閒，舒緩生活壓力。

當心習以為常的飲食習慣
增加罹癌機率

飲食習慣看似簡單，但牽涉到地區、性別及文化，衍生出的罹癌機率亦會有很大不同，很多國外研究報告，揭露了不同的飲食習慣對癌症的影響，這些觀點是否正確，或只是

實驗室論點？不妨聽聽腫瘤醫師、營養科學系教授及營養師的看法。

■吃紅肉，腸癌機率高35%？

歐洲研究：每天吃紅肉160克，腸癌機率高35％；美國研究：每日吃紅肉，死亡率增三成。

正解》每天吃紅肉，罹患大腸癌的機率很高，但死亡率還需更多證據。

翁孟仕助理教授說明，牛、羊等紅肉的飽和脂肪酸比魚、雞等白肉為高，脂肪過多會使較多膽酸進入腸道，再與腸道細菌作用退化為次級性的膽酸，有可能成為大腸中的致癌物。另一理論是紅肉含鐵量高，人體攝取過多時會產生自由基，或攻擊正常細胞，加速細胞質變。

飲食建議》賴基銘醫師及侯雅苓營養師說：很多人喜歡吃燒烤的紅肉，1份肉類的份量約30～35公克，160公克相當於4～

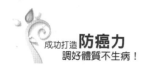

5份肉，對健康成人而言，尚在標準建議量內。<u>建議「在吃燒烤肉類之前，先吃蔬菜水果，」</u>由於蔬果多含抗氧化物，能降低對胃細胞的影響，可事先保護胃壁；而增加纖維攝取量，提高飽足感，也能減少紅肉攝取量。

■吃炸烤肉品，罹癌機率增2.5倍？

美國德州大學一項長期研究指出，食用大量肉品，尤其是過度烹調的紅肉，會增加罹患膀胱癌的機率。

正解》的確如此。

很多研究均指出肉品經過煎炸、炭火燒烤到微焦時，會形成雜環胺（HCAs）及多環芳香氫有機化合物，會讓罹患癌症的機率增加超過2.5倍。

飲食建議》賴基銘醫師及侯雅苓營養師提醒，<u>「可用錫箔紙包好再烤，或直接放進烤箱烹調，能避免燒烤時產生的油煙」</u>。烤好的肉，可立即淋上檸檬汁降低烤肉的溫度；或者

改變烹調方式，用低溫乾煎、燉煮方式處理。

■培根、火腿、麵包添加無機磷酸鹽，會致癌？

南韓科學家用添加無機磷酸鹽的肉類給白老鼠吃，結果白老鼠得到腸癌的機率大增，所以呼籲政府注意研究磷酸鹽對身體的危害。

正解》不建議從加工肉品中取得磷。

翁孟仕助理教授指出，此一系列研究是利用基因轉殖小鼠所作的研究。早在2008年，此一研究團隊就指出過量攝取無機磷酸鹽，會干擾年輕小鼠的正常生長，因此推測可能導致肝癌。而他們2009年的研究也指出，過量攝取無機磷酸鹽會使肺癌的發生率增加。不過，2010年最新刊登在Nutrition and Cancer的研究則提醒，在基因轉殖鼠中，餵食比正常飼料還少量的無機磷酸鹽後，基因轉殖鼠的肺癌罹患率反而比餵食正常飼料之基因轉殖小鼠還要高。綜合這些研究，作者指出對於肺癌患者而言，適量攝取磷的來源是相當重要的，因

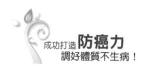

為過多或過少都可能會增加罹患肺癌的風險。

飲食建議》適量攝取磷相當重要，但磷的來源很多，像天然食物中的魚、肉、蛋、牛奶、乳酪和硬殼果等蛋白質含量豐富的食物，都含有磷，不建議從加工肉品中取得。賴基銘醫師及侯雅苓營養師表示，少吃加工肉品，每天多吃抗氧化物質含量豐富的天然蔬果，才是較佳的飲食法則。

■燒肉配上養樂多罹癌機率增？

正解》對，建議錯開時間食用。

　　侯雅苓營養師表示，通常燻肉、培根、火腿等加工肉品會添加磷酸鹽、硝酸鹽來防腐，這類防腐劑會在酸性環境中產生作用，養樂多是一種發酵物，其酸性物質會誘發磷酸鹽、硝酸鹽產生二級反應。建議間隔1小時以上再食用，以降低酸性物質的產生，避免磷酸鹽、硝酸鹽作用。

（採訪整理／梁雲芳）

各癌症與飲食的關係

發生率排名	癌症種類	危險生活習慣
1	大腸癌	・狩獵型飲食（高脂肪、多肉類、少蔬果） ・酒類攝取過量
2	肺癌	・71.3%的肺鱗狀細胞癌患者、41.3%的肺癌患者、29.5%的肺腺癌患者有抽菸 ・吸二手菸及過多廚房油煙
3	肝癌	・B、C、D型肝炎未定期追蹤檢查 ・酒類攝取過量 ・吃進被黃麴毒素汙染的食物
4	乳癌	・過重及肥胖者比體重正常者，罹患乳癌的發生率高出1.6倍
5	口腔癌（含口咽下咽）	・77.8%的口腔癌患者有抽菸 ・66.7%的口腔癌患者有嚼檳榔 ・50.5%的口腔癌患者有喝酒習慣
6	攝護腺癌	・過重及肥胖者比體重正常者，罹患攝護腺癌的發生率高出1.3倍
7	胃癌	・飲食不正常 ・攝取過量的醃漬物、加工食物 ・攝取太少的新鮮蔬果
8	皮膚癌	・未防曬
9	甲狀腺癌	・2012年首度進入十大癌症發生率排行榜，輻射線、肥胖皆是危險因子 ・過重及肥胖者比體重正常者，罹患甲狀腺癌的發生率高出1.3倍
10	食道癌	・79.7%的食道癌患者有抽菸 ・58%的食道癌患者有喝酒習慣 ・49.7%的食道癌患者有嚼檳榔

資料來源：2012年衛生福利部國民健康署癌症登記報告，蔡睿縈整理

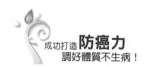

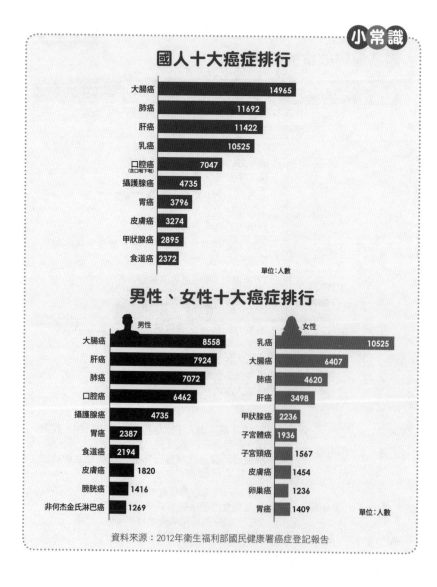

國人十大癌症排行

癌症	人數
大腸癌	14965
肺癌	11692
肝癌	11422
乳癌	10525
口腔癌(含口咽下咽)	7047
攝護腺癌	4735
胃癌	3796
皮膚癌	3274
甲狀腺癌	2895
食道癌	2372

單位:人數

男性、女性十大癌症排行

男性

癌症	人數
大腸癌	8558
肝癌	7924
肺癌	7072
口腔癌	6462
攝護腺癌	4735
胃癌	2387
食道癌	2194
皮膚癌	1820
膀胱癌	1416
非何杰金氏淋巴癌	1269

女性

癌症	人數
乳癌	10525
大腸癌	6407
肺癌	4620
肝癌	3498
甲狀腺癌	2236
子宮體癌	1936
子宮頸癌	1567
皮膚癌	1454
卵巢癌	1236
胃癌	1409

單位:人數

資料來源:2012年衛生福利部國民健康署癌症登記報告

不良習慣是罹癌主因

世界衛生組織指出，菸、酒、不健康飲食、缺乏身體活動及肥胖等不良習慣，占癌症死因的30％，也是罹癌大腸癌、肝癌、肺癌、乳癌及口腔癌等癌症的主因。

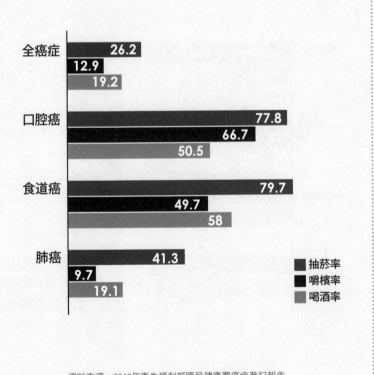

資料來源：2012年衛生福利部國民健康署癌症登記報告

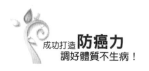

國內過重與體重正常者癌症發生率

世界衛生組織發現肥胖與癌症間也有關聯，分析國內癌症登記資料也顯示，過重及肥胖者相較於體位正常及過輕者容易罹患子宮體癌、女性乳癌、攝護腺癌及肝癌等癌症。

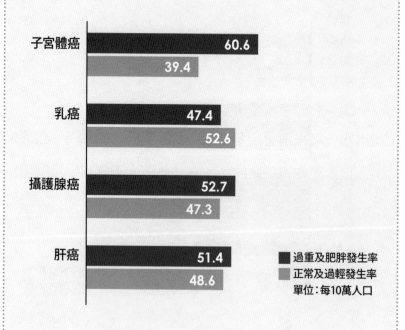

子宮體癌　60.6 / 39.4
乳癌　47.4 / 52.6
攝護腺癌　52.7 / 47.3
肝癌　51.4 / 48.6

■ 過重及肥胖發生率
■ 正常及過輕發生率
單位：每10萬人口

資料來源：2012年衛生福利部國民健康署癌症登記報告

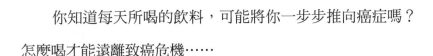

1-2

「喝」出危機，小心癌上身

你知道每天所喝的飲料，可能將你一步步推向癌症嗎？
怎麼喝才能遠離致癌危機……

水份是人體每天不可缺少的必需品。夏天人們喜歡喝冰涼的汽水飲料來消暑，冬天則喜愛喝熱騰騰的熱湯、熱茶來取暖，但你可知道這些飲品，在某些情形下飲用，可能讓你的致癌機率大大提高。

喝熱茶增加食道癌機率
至少2倍？

伊朗格列斯坦省（Golestan）的食道癌比率是全世界之

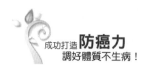

冠，人們習慣喝熱茶，很少抽菸或喝酒，研究人員記錄了871名民眾抽菸、喝酒和喝茶情況，發現近期之內，有高達300名民眾被醫生診斷為食道癌，其中很大的關聯性是他們都喜歡喝熱茶。

正解》高溫食物可能破壞食道黏膜，誘發罹癌機率。

　　輔仁大學營養科學系助理教授翁孟仕解釋，高溫食物會破壞口腔、食道黏膜，提供致癌因子進入組織的機會，因此提高罹癌機率。

　　另一方面是細胞本來就有修復機制，黏膜破壞時，免疫細胞會開始進行抵抗外來物及修復作用，高溫食物破壞食道黏膜的機會高，常會刺激細胞，反而有誘發此處細胞不斷增生的可能性。

飲食建議》臺北醫學大學侯雅苓營養師提醒，喝茶的溫度在攝氏65～69度左右的致癌率，是喝茶溫度在攝氏65度以下民眾的2倍，而喜歡喝溫度在攝氏70度以上的致癌機率是不喝溫

茶民眾的8倍之多，所以若喜歡喝熱茶，茶溫最好65度以下。

不只喝熱茶，火鍋、濃湯、稀飯、湯麵、熱開水等熱的液體都要涼一點再喝較好。

喝汽水增食道癌機率？

國際間多個醫學研究單位最近提出報告，指喝太多碳酸飲料可能增加罹患食道癌的危險。一組研究人員分析美國人二次世界大戰後的飲食習慣發現，美國人在2000年對汽水等碳酸飲料攝取量，與1946年相較，增加超過了4倍半，結果美國白種男性罹患食道癌的個案大增5.7倍。

正解》的確如此。

侯雅苓營養師解釋，食物從食道要進入胃的地方，有一處括約肌，目的是不要讓胃液回流到食道，但是高糖、高油脂、咖啡、酒精食物，很容易讓括約肌鬆弛，誘導高酸性的胃液回流到食道，所以可能增加食道癌機率。

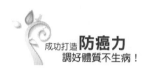

飲食建議》侯雅苓營養師指出，吃東西時細嚼慢嚥，不僅能降低飲食量，同時可避免吞食未完全咀嚼的食物，避免胃部堆積太多食物而延長正常的胃排空、增加胃消化的時間，引起回流。吃飽之後，最好適度散步，幫助消化，不要立即躺平睡覺。

咖啡1天4杯
罹乳癌機率高？

先前有研究發現，適量咖啡，可降低罹癌機率，但醫界現在出現新說法，擔心過多的咖啡因，可能會刺激雌激素異常增加，導致女性乳房病變。

正解》是否會罹癌，尚需更多研究來探討。

翁孟仕助理教授指出，早期研究發現，飲用咖啡因含量在100～200的飲料，會增加胎兒體重過輕、先天畸型的情況，含量更高，比例更高，但是否有罹癌的可能，尚未有明

確的研究報告提出。不過咖啡含有興奮劑，下午4點以後，就要避免飲用，有心悸者，更需謹慎。

飲食建議》 臺灣癌症基金會執行長暨萬芳醫院研究副院長賴基銘及侯雅苓營養師表示，<u>每天咖啡飲用量不要超過3杯。最好喝不加奶精和糖的黑咖啡，或用鮮奶取代奶精，將更健康。</u>

女性每日1杯酒
罹癌機率多13%？

英國一份最新報告指出，每日1杯酒，會使女性罹患多種癌症的機率增加13％，即使飲酒量少於1杯，引發癌症的機率仍可能增加。更別提飲酒過量所導致的乳癌、食道癌、喉癌、直腸癌和肝癌風險。

正解》 「每日適度飲酒」對預防心血管疾病有一定功效，

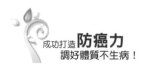
是否會引發癌症，需更多研究證實。

翁孟仕助理教授指出，之前有研究顯示，飲酒過量會罹患肝癌及心血管疾病，但是否會引發癌症，本篇報告的內容不盡完備，需更多的研究證實。不過可以確定的是，飲酒過量會對身體造成不好的影響。

飲食建議》 賴基銘醫師及侯雅苓營養師強調，<u>飲酒不要過量，酒精濃度不要太高。若要飲酒，紅酒、含多酚類的酒較佳。</u>

飲用過多含糖飲料
胰臟癌風險加倍？

美國喬治敦大學（Georgetown University）科學家對新加坡6萬人進行研究，一共花了14年的時間追蹤調查60524名男女的健康狀況，其中有140名志願調查者罹患胰臟癌，每週喝2次或更多含糖飲料的人罹患此癌的機率比別人高87%。

正解》的確如此。

　　常喝含糖飲料，包括蜂蜜都是一種糖類飲品，攝取過量糖分，影響胰導素分泌，細胞會有過勞或發炎情形，罹患胰臟癌機率大增。

飲食建議》若要喝飲料須懂得節制，白開水還是最好的飲品。

（採訪整理／梁雲芳）

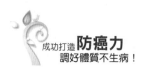

體脂肪越多，罹癌機率越高？

　　美國癌症研究協會與世界癌症基金會合作發布一項報告，結論明確指出，<u>肥胖與大腸癌、乳癌、子宮內膜癌、腎臟癌、胰臟癌及食道惡性腺瘤有關。</u>研究顯示，男人BMI值超過健康標準後，上述癌症風險會從24％增加至59％。

　　輔仁大學營養科學系助理教授翁孟仕指出，身體質量指數是體重（公斤）÷身高（公尺）的平方，以下是數值分析：

18.5≦BMI＜24為「理想體重範圍」

24≦BMI＜27為「過重」

27≦BMI＜30為「輕度肥胖」

30≦BMI＜35為「中度肥胖」
超過35則為「極度肥胖」

此外,衛生署也把腰圍列入判斷是否肥胖的標準,即使BMI值沒有超過標準,但如果男性腰圍超過90公分,女性超過80公分,也稱為「肥胖」。

至於理想的體脂肪率,中華民國肥胖研究學會建議,超過30歲的男性理想的體脂肪率約在17～23％之間,超過30歲的女性理想的體脂肪率約在20～27％之間,年齡愈大體脂率會較高;成年男子的體脂肪率超過25％,成年女子超過30％,就是肥胖。

肥胖是萬病之首,許多研究都指出肥胖會提高癌症的發生率,少吃、多運動雖然是老生常談,卻是最有效降低體脂肪的方式。

（採訪整理／梁雲芳）

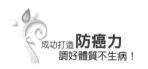

成功打造**防癌力**
調好體質不生病！

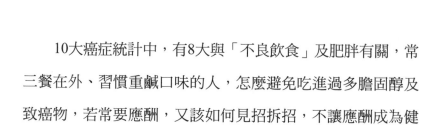

1-4

10大癌症中
8大與「不良飲食」有關

　　10大癌症統計中，有8大與「不良飲食」及肥胖有關，常三餐在外、習慣重鹹口味的人，怎麼避免吃進過多膽固醇及致癌物，若常要應酬，又該如何見招拆招，不讓應酬成為健康的負擔？

　　從1982至2012年，癌症已蟬聯31年國人十大死亡之首，其實癌細胞本來就存在人體，經長時間的不當刺激，便形成腫瘤。引起癌症的不當刺激因素很多，像菸、石棉、紫外線、X光、黃麴毒素、病毒（人類乳突病毒、B、C型肝炎病毒、人類T細胞白血病病毒等），但「高油、重鹹、暴飲暴食等不良飲食習慣」對細胞變異的作用是經年累月累積的。

飲食與癌症之間的關係，很像兩面刃，正面刃是新鮮均衡的飲食，除了能預防癌症，也能抑制癌細胞生長；反面刃是吃過多高油重鹹的不良飲食或是暴飲暴食。身體長期吃進這類促癌物及致癌物，會干擾細胞的DNA，日積月累之下，細胞突變，漸漸形成癌症。

　　基隆長庚醫院癌症中心主任王正旭表示，從2012年10大癌症統計可發現，有8大癌症與不良飲食有關，如：<u>大腸癌、肝癌、乳癌、口腔癌、攝護腺癌（前列腺癌）、胃癌、甲狀腺癌及食道癌，都與不良飲食及肥胖有直接關聯，平常注意飲食，避免高油重鹹或暴飲暴食，可降低癌症發生率。</u>

　　然而，對許多重口味的人而言，要改善不良飲食習慣是件難事，尤其是男性，對健康飲食的重視常不及女性，臺北市立聯合醫院中醫院區中醫師楊素卿認為<u>男人「大多外食」及「無肉不歡，少吃蔬果」的偏食，是造成男性癌症發生率及死亡率皆高於女性的主因，她建議防男人癌，必須從「均衡飲食」及「聰明吃外食」做起</u>（方法請見本書P38～45）。

（採訪整理／梁雲芳）

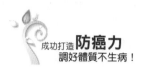

10大癌症中，8大與「不良飲食」有關

1. 大腸癌

2. 肝癌

3. 乳癌

4. 口腔癌

5. 攝護腺癌（前列腺癌）

6. 胃癌

7. 甲狀腺癌

8. 食道癌

資料來源：2012年衛生福利部國民健康署癌症登記報告

Part

2

吃對了
癌症自然遠離你！

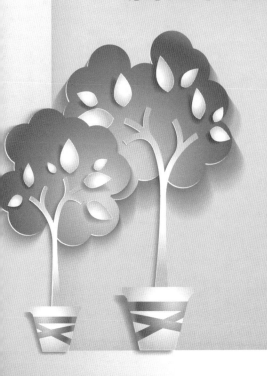

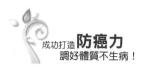

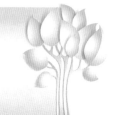

2-1

外食族 5 招聰明吃

1 | 肉量減半
蔬果加半

　　基隆長庚醫院癌症中心主任醫師王正旭表示，大腸癌、攝護腺癌、胰臟癌都與長期吃高油脂、高油膩的食物有關，到了末期，多半是疼痛難耐，沒有食慾，體重直線下降。

　　臺北醫學大學保健營養學系副教授簡怡雯建議，肉類所含的脂肪、膽固醇很高，很容易沉積在血管壁及腸黏膜上，加速細胞的變異，所以<u>外食的人，一定要降低肉類的攝取。</u><u>通常成人每日蛋白質的量約一個不含指頭的巴掌大，體重超</u><u>過標準的男性，可將肉類降低為半個巴掌大，另外一半改從</u>

豆類及奶類補充。

臺北市立聯合醫院中醫院區中醫師楊素卿從臨床上發現，男性吃蔬菜水果的量太少，每餐都要養成多吃蔬菜、水果的習慣。

2 | 減少外食
在家進食

以前國內曾發起「爸爸回家吃晚飯」的口號，目的是凝聚家人的感情，如今又有人廣為宣傳，目的是喚起男性健康的意識。

王正旭醫師表示，勞動族群的男性幾乎每餐外食，所吃的食物既油膩又重鹹，往往不到30歲，身材發胖走樣。雖然目前在家開伙吃飯的情形不似以往，但醫師及營養師強烈呼籲男人要回家吃晚餐，吃媽媽、太太或自己煮的菜最健康，少油、少鹽、少糖之外，還少了人工甘味的調味料、農藥化學藥劑，不會額外增加身體負擔。

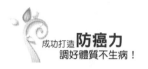

3 | 學會慢食
不急食熱飲

　　男生吃飯常是三兩下，匆匆扒完飯就算吃飽了，喝熱湯時也一樣，稀里嘩啦只剩下一點剩湯，楊素卿中醫師提醒，這種急性子的飲食習慣，很容易傷到喉嚨、消化道黏膜，提高食道癌、消化系統癌的機率。王正旭醫師表示，<u>細嚼慢嚥可減輕腸胃道的負擔，等熱湯、熱飲稍降溫後再喝的吃法，不會太過刺激黏膜，比較健康。</u>

4 | 菸酒要分家
檳榔要戒掉

　　身為癌症中心主任，王正旭醫師非常清楚檳榔與口腔癌之間的關係，看到患者口腔變形、腫脹，連喝口水都很痛苦，他心裡十分不好受。他提醒男性，<u>要遠離癌症對身體帶來的重傷害，一定要戒掉吃檳榔的習慣</u>，尤其是愛檳榔如命

的原住民，千萬不要得過且過，因為<u>檳榔包夾的餡料，是第一級人類致癌物。</u>

楊素卿中醫師說，酒宜小酌，不宜豪飲，男性常不能把持，豪飲過量，麻煩的是，酒酣耳熱之際，菸一根一根接著抽，於是酒精混合幾千多種有害物質一起進入體內，鐵打的身體終會報廢。

5 清淡是主角 重口味靠邊站

清淡並不是淡而無味，而是充滿層次的食物原味，若從小愛吃油膩、辛辣及添加調味料的食物，味蕾自然不能分辨原味食物的層次，建議外食族吃東西時，慢慢減少額外添加的各種調味料，讓飲食更清淡爽口。

（採訪整理／梁雲芳）

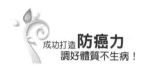

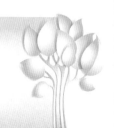

2-2

應酬族 4 招聰明吃

1 | 餐前吃盤生菜或青菜 墊墊胃同時補足纖維

　　基隆長庚醫院癌症中心主任醫師王正旭表示，大腸癌患者的飲食多半是多肉食、少蔬果，應酬通常大魚大肉、青菜不多，建議可在餐前多吃些青菜。

　　臺北市立聯合醫院中醫院區中醫師楊素卿提醒，生菜或青菜含有豐富的膳食纖維，具有飽足感，<u>應酬前不妨到便利商店買盤生菜沙拉，或到小吃店吃盤青菜，除能墊墊肚子，避免吃太多以外，還可吃到豐富維生素、礦物質及膳食纖維，補足應酬時的不足</u>。有些餐廳會提供餐前小菜，比如小

魚干、毛豆、干絲等熱量不高的食物,餐前也可酌量食用。

2 濃稠食物先盛一小盤 嘗鮮後不再添加

濃稠食物兼具色、香、味,應酬中一定會有2~3道,遇到這類高熱量的食物,可先盛上一小盤或一小碗,再慢慢品嘗,嘗鮮以後,就不要再添加,通常會有些熱情者會為人主動添加,千萬要懂得拒絕,謝謝他們的好意。

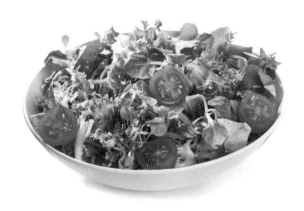

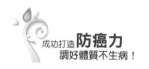
3 | 酒要慢慢喝
絕不喝混酒

　　應酬中，敬酒已是不成文的禮儀，常是在吃了三道菜之後，賓客開始起身敬酒。要記住，大杯喝酒容易傷肝、傷身，一定要量力而為，不妨換成小杯喝，一口一口慢慢喝，飲完之後再吃點菜，以降低酒精對身體的刺激。

　　<u>應酬餐最容易喝到混酒，酒精濃度低的薄酒常會與酒精濃度高的厚酒混搭著來喝，很容易醉倒，也傷胃、傷肝、傷心。</u>王正旭醫師說，<u>有B肝、C肝的人，很容易形成肝癌，若不能好好控制病情，過量飲酒，將會步上「肝炎→肝硬化→肝癌」的肝病三部曲。</u>

　　B型肝炎帶原者發生肝癌的機會是一般人的150倍，慢性C型肝炎形成肝癌，約20至30年，也就是說，若是25歲得到C肝，到了中年以後，就有可能演變成肝癌。應酬中接觸酒精的機會大增，相對地，會提高肝癌的機率。若不勝酒力，不要勉強喝，千萬不要拿健康開玩笑，自制最重要。

4 | 應酬魚肉多
下一餐多吃蔬果

　　應酬菜色以魚肉為主，又多為炸、紅燒、糖醋的烹調方式，縱使有燉煮料理，多半是高油、高膽固醇的食材，這一餐的熱量通常破兩千，幾乎是成年男人一天的總熱量，所以到了下一餐、下兩餐，一定要改吃清淡、熱量低的青菜、菇菌、瓜類、水果，減少高熱量的食物。如果天天都有應酬，就是學會說不，減半攝取，不要讓應酬餐成為健康的負擔。

（採訪整理／梁雲芳）

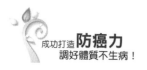

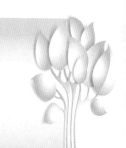

2-3

10大超級防癌食物
不怕癌症找麻煩！

　　美國時代週刊Time曾刊登一篇集合多位營養學家知識的文章，指出人體內氧自由基不斷增多，是導致衰老的重要原因，有10種對抗氧自由基能力特別強，可延緩衰老、抵抗疾病的食物，如果正確食用，不但可以強身健體，還能預防多種疾病。這10種食物分別是：番茄、菠菜、花椰菜、蔓越莓（小紅莓）、大蒜、鮭魚、燕麥、堅果、紅酒、綠茶。

　　國內最早把這訊息帶到臺灣宣傳的陽明大學醫學院藥理所兼任教授潘懷宗表示，這幾年下來，醫學界仍認為這10種食物具有防癌功效，但要注意的是「防癌，而非抗癌」。這10種食物營養成分較多，較能預防疾病，但其他蔬果一樣

好，只是成分稍微少一點。像黑莓就有類似蔓越莓的功效；除了花椰菜，其他十字花科菜類和葡萄皮、葡萄子裡都含有類黃酮，能抗氧化；而所有深綠色葉菜也都媲美菠菜，含有營養成分，總之，多吃蔬果都對防癌有益。以下將詳細介紹這10大好食物，到底含有哪些寶貴的成分？怎麼料理，才能發揮最大抗氧化功效？

1. 番茄Tomato

美國人愛說：「每天一顆蘋果，醫生遠離我。」歐洲人卻說：「天天吃番茄，不必求醫師。」

番茄的纖維質可幫助預防結腸直腸癌。所含的大量茄紅素（lycopene，是種類胡蘿蔔素）則被證實能提高人體的免疫力，對抗自由基對細胞的破

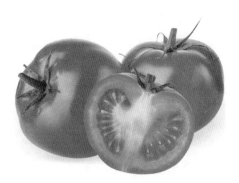

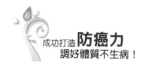
壞，減少癌症發生，如子宮頸癌、膀胱癌、胰臟癌，還有男性的前列腺（攝護腺）癌。

其次，番茄還含有養顏美容的維生素C，並含有 β 胡蘿蔔素可預防老化，也含有合成細胞DNA所需的葉酸、降血壓的鉀，及能整腸健胃的有機酸。

建議吃法》

直接生食，能吃到最多的維生素C。而加工過的番茄產品，如番茄汁和番茄醬，所含的茄紅素則易被人體吸收。

2. 菠菜Spinach

菠菜營養豐富，素有「蔬菜之王」的美譽。1斤菠菜相當於2個雞蛋的蛋白質含量，菠菜不僅含大量 β 胡蘿蔔素，也是維生素B6、葉酸、鐵質和鉀質的極佳來源。

食用菠菜的好處有 β 胡蘿蔔素可預防多種癌症和心臟病，降低罹患乳癌、結腸癌和直腸癌的機率；而葉酸可幫助

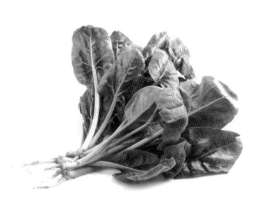

防止胎兒先天缺陷及出生體重過輕，並預防某些癌症和心臟病；鉀質有助維持細胞內的電解質平衡，促進心臟功能及血壓正常；維生素B6、C有益免疫系統；鐵質可助預防缺鐵性貧血；鈣質和鎂質能建造強壯的骨骼和平衡血壓；菠菜紅色的根中含有一般蔬果缺乏的維生素K，有助於防止皮膚、內臟出血。

　　此外，中醫認為菠菜性甘涼，利於清理人體腸胃的熱毒，能養血、止血、斂陰、潤燥。因而可預防便祕，使人容光煥發。

建議吃法》

　　菠菜炒小魚乾，既有豐富的維生素C又富有鐵質。國外抗氧化性測試發現，若能每天吃30克左右的新鮮生菠菜，勝

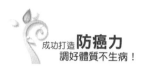

於吃1.25克的維生素C和喝270克紅葡萄酒，所以菠菜被推崇為十大養顏美膚食物之一。

3. 花椰菜Cauliflower or Broccoli

　　花椰菜是十字花科蔬菜，含有蘿蔔硫素（Sulforaphane），這成分可刺激體內抗癌酵素（phase II 酵素）的製造。也就是說，蘿蔔硫素可幫助人體細胞抵抗致癌物的侵襲。

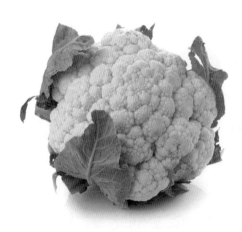

　　除此，花椰菜還含有大量的強力抗氧化劑、維生素C，以及豐富的鉀質、纖維質，和其他的必需維生素及礦物質。花椰菜又可分為白花椰菜及綠花椰菜（青花菜），白花椰菜的槲皮酮是一種強力

抗癌物質，能使許多致癌物質失去活性。綠花椰菜能提高身體的自然抗癌系統。過去10年的研究顯示，綠花椰菜特別對於大腸癌有良好的預防效果。

建議吃法》

　　清炒綠花椰菜及白花椰菜，加入切片胡蘿蔔，顏色豐富營養滿分。

4. 蔓越莓Cranberry

　　蔓越莓又名小紅莓，是最受歐美女性重視的天然水果，享有水果中紅寶石的美譽。其含有熱門的抗氧化物——前花青素，藉由特殊的抗氧化能力、以及自由基清除者的條件，可避免細胞受破壞並維持細胞的健康與活力。

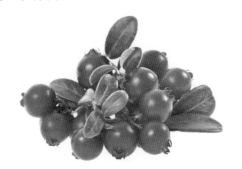

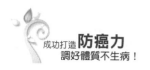
美國藥典記載，蔓越莓是對付膀胱炎、尿道感染有效的輔助品，可防止細菌附著及感染尿道。有研究指出，女性若能經常食用蔓越莓果汁和優酪乳兩種食品，將可大大降低女性泌尿道感染的機會達70％。

建議吃法》

每天飲用2～3杯蔓越莓汁，可顯著減少低密度脂蛋白膽固醇（LDL，又稱壞膽固醇），也可增加高密度脂蛋白膽固醇（HDL，又稱好膽固醇）。

5. 大蒜Garlic

在古埃及時代，大量的奴工被發配去建造金字塔，為維持體力，法老王發給奴工大蒜。大蒜中含有各種硫化物，這也是其散發特殊氣味的原因。其中重要成分是大蒜素及增精素，它們具殺菌效果。大蒜中的硫化物還具有強烈的氧化還原作用，可抑制脂肪過氧化的作用，減少自由基產生，並可

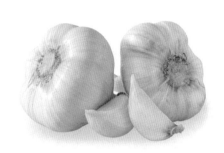

有效地降低壞的膽固醇，
提高好的膽固醇，有助
於預防心血管疾病與高血
壓，且能促進新陳代謝、
改善血液循環。

建議吃法》

　　每天可吃生蒜1瓣（5克）；熟蒜則2～3瓣（10～15克），大蒜最好咬碎吃。臺北醫學大學附設醫院營養師李青蓉表示，吃燒烤類食物時可配生大蒜或生洋蔥，稍微中和燒烤類含有的致癌物質，因此，生蒜配烤香腸可說是內行人的吃法。

6. 鮭魚Salmon

　　鮭魚含有豐富的不飽和脂肪酸，能有效降低血脂和膽固醇，防治心血管疾病。所含的ω-3脂肪酸更是腦部、視網膜

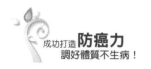
及神經系統不可或缺的物質；具有增強腦功能、防治老年失智和預防視力減退的功效。

建議吃法》

潘懷宗教授指出，用160度以下的火候煎鮭魚，口感比蒸魚來得好，也不會因溫度超過160度，而失去營養成分。

7. 燕麥Oat

燕麥含有一種叫作β-聚葡萄醣的膳食纖維，可增強人體的免疫系統，促進系統對細菌感染的回應能力。

燕麥含有豐富的維生素B群（尤其是B1）、E及多種微量礦物質。燕麥的脂肪含量是穀類中最高的，多是有助調節血脂肪的單元不飽和脂肪酸，和其他穀類相較，含有更高量的鐵、鋅、鎂等礦物質。

許多研究指出，燕麥具有降血脂（包含總膽固醇與俗稱壞膽固醇的低密度脂蛋白）的功能，能減少罹患心血管疾病

的危險。民間傳說，燕麥還可改善神經衰弱，李青蓉營養師表示，這是因為燕麥裡的維生素B群發揮功效。

建議吃法》

以燕麥為原料所磨成的乾燥穀片，加上牛奶及水果，是營養大熔爐，當早餐相當適合。

8. 堅果Nut

堅果是指多種富含油脂的種子類食物，如花生、芝麻、核桃、腰果、松子、瓜子、杏仁果、開心果等。

堅果對心血管疾病、癌症有預防和治療作用，可明目健腦，同時能清除自由基。若自由基過多，會與人體內的細胞組織及DNA發生反應，從而產生毒性和損壞作用。

堅果類的油脂多，多是有利於提高血中HDL（好膽固醇）的單元不飽和脂肪酸，並溶有多量的維生素E，且不含膽固醇。堅果類含有豐富的維生素B群，花生尤其是維生素B1、

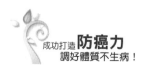

菸鹼酸、葉酸的良好來源，杏仁則含有豐富的維生素B2。

堅果類也是多種礦物質的寶庫，它是鎂、銅、錳、硒的良好來源；既調理多種生理功能，也是合成體內抗氧化酵素的關鍵元素。

建議吃法》

李青蓉營養師提醒每天可吃約10公克的堅果，約1湯匙的油脂含量。每個人1天最好只攝取3湯匙油脂，若吃了堅果，其他油脂就不要超過2湯匙。料理上，建議以烤箱烘烤，如果烹調堅果溫度超過160度，成分會起變化，失去原來的營養。

9. 紅酒Red Wine

紅酒中含有豐富的抗氧化劑——黃酮類物質，其抗氧化能力比維生素E還強30倍，主要存於葡萄皮中，紅酒的製造過程保存了這珍貴的成分。潘懷宗教授強調，生吃葡萄皮、

葡萄籽，一樣可獲取黃酮類物質，和紅酒具相同功效，因此想防癌，不一定要飲酒。黃酮類物質能刺激血管內皮細胞合成一氧化氮，而達到擴張血管的效果，也對於大腸癌、食道癌、及皮膚癌有預防效果。

其次，科學家發現常見於紅酒及葡萄的成分白藜蘆醇（resveratrol），能讓酵母菌在低卡路里的飲食狀態，再提高多達七成的壽命。白藜蘆醇屬於多酚類，能預防心臟疾病和骨質疏鬆。

建議吃法》

紅酒雖含黃酮類物質，能抗氧化，醫界卻擔心被嗜好杯中物者當成藉口多喝，反而對肝臟不好。因此，潘懷宗教授建議，若想喝紅酒防癌，必須限定每天睡前飲用一小杯即可。

10. 綠茶Green Tea

綠茶和紅茶、烏龍茶不同，沒有發酵，含有茶多酚——

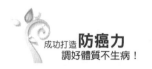

兒茶素，是種具強力抗癌特性的化合物，能避免細胞壞死，因而降低癌症發生率。

研究顯示，綠茶多酚的抗氧化功效勝過最強的2種抗氧化劑，即維生素C和E。茶多酚的抗氧化作用可預防心血管栓塞而導致的心臟病。常喝綠茶的人比較不容易得胃癌、肺癌、食道癌、胰臟癌和結腸癌。

綠茶可預防異常血液凝結、降低過高的血壓及膽固醇，並提高好膽固醇的含量。日本人是世界最長壽的民族，與傳統愛喝綠茶的習性，有相當大的關係。

建議吃法》

每天喝2杯約500cc的綠茶。但切記，茶溫宜在65度以下。

（採訪整理／吳宜宣）

Part

3

了解身體的警訊
不要輕忽發炎

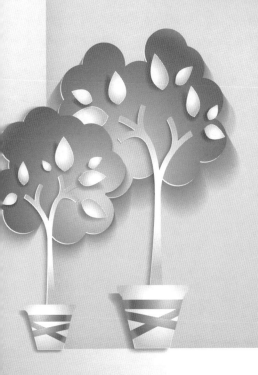

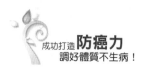

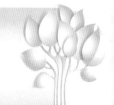

3-1

為何身體免疫系統當機？

白血球是負責抵抗病菌、修復患處的健康戰士，身體有了他，病會康復、會痊癒，

但若免疫系統出了錯，當心「發炎」像失控的火勢，蔓延全身！

案例1

50多歲的李先生肩頸常腫、痛發炎，以為是工作拉傷導致發炎好不了，前往中醫抗衰老醫學會榮譽理事長王劍鋒醫師診所就醫，看了2～3次，腫痛消退沒事了。後來肩頸又痛，連續看了3次沒改善，李先生不再來看診，轉往其他醫院治療。一個月後，病情並未好轉，再度回到診所，王劍鋒醫師直覺不是拉傷造成發炎，應是骨頭的問題，立即安排骨頭病

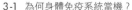

理檢查，結果發現肺癌已轉移至骨頭，但病人只感覺到腫、痛等發炎症狀。

案例2

蚊子叮咬是急性發炎，2小時內，熱、腫、癢就會消退，但有一位小朋友被蚊子叮咬後，幾個月過去，症狀未消退，前往臺灣全民健康促進協會給理事長陳俊旭看診。當時小朋友整張臉紅腫，有的部位潰瘍、流膿，原本是局部的急性發炎，但因免疫系統失控進而形成難以掌控的慢性發炎，且發展至全臉。

從症狀來看，以上兩種是截然不同的發炎症狀，一看似拉傷發炎，一是蚊子叮咬引起的急性發炎，但後來都轉變為免疫系統失調引起的慢性發炎疾病，且有一發不可收拾的狀況。

急性發炎未必是壞事
正是保護身體的機制

發炎的英文是Inflammation，原意是火燒，身體發炎時，

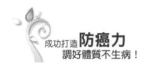

局部或全部會出現紅、腫、熱、痛、癢症狀。為什麼身體會著火？會發炎？

王劍鋒醫師解釋，<u>一般人對發炎的印象是急性發炎，常見有二大類型，一種是物理性傷害的發炎，像扭傷、撞傷、割傷、燙傷、凍傷、叮傷，是受到外來的急性傷害；另一種是細菌、病毒、黴菌微生物的入侵，像流感、泌尿道感染、肺部感染。</u>

出現以上兩種情況時，身體免疫系統警鈴大作，會立即釋放組織胺，這是一種通知訊號，讓細胞知道身體組織正有外來入侵者，立即啟動防禦機制，將血液中的白血球戰士送到受傷、感染部位，抵抗侵入者，同時進行修復，此時身體會分泌化學物質進行一連串的抵禦、修復動作，形成紅、腫、熱、痛症狀。

美國自然醫學博士陳俊旭表示，發炎未必是一件壞事，是一種身體自然防衛機制，所出現的不舒服，代表身體產生了保護性反應，正在進行消滅、稀釋或圍堵防禦工作或修補受損組織。

急性發炎示意圖

情況發生

情況1：扭傷、撞傷、割傷、燙傷、凍傷、叮傷。
情況2：細菌、病毒、黴菌微生物的入侵。

當外來者入侵

免疫系統警鈴大響，立刻釋放組織胺。為身體通知訊號。

白血球戰士防禦

啟動防禦機制，血液中的白血球到傷處抵抗侵入者，同時進行修復，形成紅、腫、熱、痛症狀。

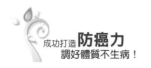

慢性發炎是自體免疫失調引起
過敏、氣喘、心肌梗塞皆有關

陳俊旭博士認為，90%的慢性病是由慢性發炎引起。身體面對急性發炎，會有一定的機制擊退，其中會分泌自由基對抗入侵者，但自由基分泌過度，又跨越原本發炎範圍時，就會波及無辜，他強調，慢性發炎需從人體基礎的細胞、分子來檢視，不能只從器官或組織來看，若能從日常的飲食習慣、規律作息控制自由基，不要任其肆虐，就能降低慢性發炎症狀。

王剴鏘醫師進一步解釋自體免疫失調，細胞介質失控造成的發炎，是指身體出現創傷時，免疫系統會分泌前列腺素、白三烯素等介質傳遞訊息，調控發炎的開始及終結，擔任鎮暴部隊的中性白血球接到訊息後，即刻趕往創傷現場展開攻擊，戰爭結束後，這批擁有強大武器的部隊必須撤出戰場，讓具有清道夫角色的白血球接棒進駐，進行清理及修復工作。如果免疫系統失調，細胞介質失控，在傳遞過程中訊

號出錯，使得接續工作無法順利完成，原本只是局部的小問題就會釀成大問題，甚至波及全身。

身體傳遞訊號過程失誤連連
發炎便不斷發生

　　傳遞過程中訊號出錯的情況不只一種，王劂鏘醫師以書櫃著火為例說明，有一種失控狀況是細胞介質的二度作用及反應，書櫃著火時，會產生煙、熱，若煙、熱被控制在書櫃，不會有慢性發炎問題，一旦熱、煙沒有得到適當控制，煙會迅速瀰漫至牆壁、房間，熱會沿著水管蔓延到其他地方，煙和熱其實就是擔任訊號的細胞介質，會誤導白血球以為又有敵人出現，會快速趕往，進行第二度攻擊，結果愈演愈烈，使得紅、腫、熱、痛症狀不斷發生。

　　另外一種狀況則是啟動介質的訊號反應過度，書櫃著火時，原本只要用滅火器噴灑即能達到滅火作用，但訊號呼叫過度，招來消防車，強烈水力灌注之下，造成滿屋子的水，

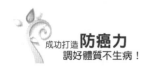

一時之間出現難以收拾的局面。

王劌鏘醫師表示，慢性發炎最典型的例子是SARS病毒引起的非典型肺炎，身體遭到SARS病毒感染後，細胞介質反應過度，興風作浪的結果，演變成與肺炎類似的疾病。

陳俊旭博士以一般人最常遇到的蚊子叮咬為例，說明急性發炎轉變為慢性發炎的過程。蚊子叮咬是典型的急性發炎，皮膚會出現紅、腫、熱、痛、癢發炎症狀，此時身體會啟動免疫系統進行抵抗、清理工作，身體健康者，2小時內，所有發炎反應就會消退，皮膚回復到正常狀態，即使免疫力低落者，兩天之內也一定會消退。不過，有免疫系統失調或飲食、生活習慣不良者，蚊子叮咬後，由於無法正常清理毒素，甚至會因自由基四處亂竄，形成慢性發炎，紅、腫、熱、痛症狀幾個月不易消退，甚至演變成破皮、潰爛情況，令患者難以忍受。

<u>發炎原來是身體自然反應機制，是為了保護身體免遭入侵者攻擊的一連串系統作業，只因系統作業時，訊號啟動過度，或者傳遞錯誤訊號，於是引發一場波及無辜的局面，若</u>

<u>訊號又植入遺傳基因之中，慢形發炎將伴隨一身</u>，為了避免發炎找上門，除了瞭解發炎形成原因以外，最重要的就是，日常生活的飲食保健及生活保養，這是關鍵的不二法門。

（採訪整理／梁雲芳）

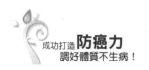

自體免疫失調的慢性發炎無所不在

發生部位	症狀
皮膚	皮膚過敏、蕁麻疹
液體分泌部位	乾燥症（眼睛乾澀、口乾舌燥、陰道乾澀、鼻子黏膜乾燥等）
肺部上呼吸道	氣喘
脊椎軟組織	僵直性脊椎炎
血管性內膜	紅斑性狼瘡、心肌梗塞
心臟血管內膜	心包炎
胃腸道	潰瘍性大腸炎（Ulcerative colitis）、克隆氏症
關節腔、關節囊（對稱出現症狀）	類風濕性關節炎
神經及肌肉結合處	重症肌無力
肝臟	B肝、C肝、肝癌
子宮頸	子宮頸癌（人類乳突病毒引起的發炎）

資料來源：中醫抗衰老醫學會榮譽理事長王剴鏘醫師口述，梁雲芳整理

3-2

小看發炎，當心大病來襲

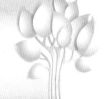

　　腸胃炎、鼻竇炎、糖尿病、心肌梗塞……這些問題其實都和「發炎」脫不了關係！

　　發炎到底是什麼？真的一發不可收拾嗎？

　　40歲的阿文是壓力大的小主管，由於工作的關係，需要長期加班熬夜，繁忙之餘飲食也不規則。最近經常感覺到身體不適，身體比以前更加容易疲倦，且注意力無法集中，到醫院檢查才發現身體已經處於慢性發炎的狀態。

　　<u>「發炎」是身體對外來病菌的防禦機制，當細菌、病毒、寄生蟲等外來物侵入體內時，身體的免疫系統自然會有保護機制，加以平衡對抗而導致紅腫、疼痛、發燒等發炎反應，稱為「急性發炎」。當身體持續性反覆地發炎，長期處</u>

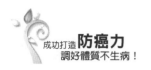

於發炎的狀態，則稱為「慢性發炎」，書田診所家醫科主治醫師康宏銘指出，慢性發炎是大多數疾病的共同根源。

慢性發炎為身體警訊
嚴重時可能導致癌症

臺大醫院小兒部過敏免疫風濕科主治醫師江伯倫指出，目前許多研究證實動脈硬化、心肌梗塞、糖尿病、阿茲海默症都是一種慢性發炎形成，尤其是體重過重者，已經出現了發炎細胞，很容易引起炎症，而調控發炎的能力又下降，導致出現紅、腫、熱、痛、癢的症狀持續不斷，讓患者不勝其擾。「從臨床來看，發炎是一種症狀，但實際上是免疫細胞失控及新陳代謝不良所引起。」

國泰綜合醫院家庭醫學科主治醫師葉姿辰表示，一般認為急性發炎產生的疾病包括：上呼吸道感染、腸胃炎、急性泌尿道感染、急性的肌肉拉傷或皮膚方面的急性反應等。

至於慢性發炎，以身體由上至下為例，腦部的慢性發

炎有：血管硬化導致中風，鼻子有慢性鼻竇炎，咽喉部有慢性聲帶炎、慢性喉炎，氣管有慢性支氣管炎或是肺氣腫，合稱慢性阻塞性肺病，而像氣喘、隱形殺手肺癌也都是其中之一。

心臟若慢性發炎，可能導致冠狀動脈疾病與末梢血管硬化。胃若慢性發炎，會產生胃潰瘍、十二指腸潰瘍、慢性胃炎，若細胞變性，甚至會惡化為胃癌。大腸若慢性發炎，可能造成腸躁症。至於肝臟若是因酒精成癮、病毒感染、長期熬夜或血脂過高，易造成慢性肝炎，一旦反覆發炎，加上細胞變性，就易形成肝癌。

葉姿辰醫師說明急性發炎的時間過長，例如超過14天身體還處於發炎階段，即可能導向慢性發炎的趨向，慢性發炎也可能是因感染或其他免疫系統出了問題，但是血管硬化也屬於慢性發炎，但它並不一定是從急性走向慢性的過程。

慢性發炎不易察覺
需從生活型態改變

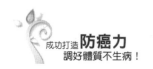
　　康宏銘醫師解釋，急性發炎有一個發炎期限，待體內免疫系統把病原菌清潔乾淨後，身體自然會恢復健康；但慢性發炎是一種「低度且持續性的發炎反應」，它不像急性發炎會有明顯的發燒、倦怠等典型的生病反應，因此較不易察覺，這種低度的發炎與日常飲食、生活型態有關。

　　慢性發炎的反應表現在很多方面，康宏銘醫師舉例，除了心血管、動脈的硬化、過敏性疾病、過敏性鼻炎、氣喘、腸胃道過敏、膽結石等問題外，老年失智症也是一種慢性發炎的反應。這種發炎反應會讓腦部累積變性蛋白，使腦細胞受損後造成失智症，因此，慢性發炎會影響到全身，也是目前體內健康的最大問題。

　　康宏銘醫師強調，<u>急性發炎和慢性發炎是不同的概念，當人體處於急性發炎時，會有較強烈的不適感，靠藥物治療能夠讓身體恢復正常；但慢性發炎是疾病狀態共同的現象，比較依循自然的生活型態、營養調整等方式，讓身體慢慢地復原，應該在生活中養成避免讓身體發炎的生活習慣。</u>

（採訪整理／巫惠淳）

3-3

「發炎」就是「上火」？
中醫怎麼看

中醫說「上火」代表身體發炎了嗎？酸性體質的人正處於慢性發炎的狀態？讓中醫師告訴你，如何降火、抗發炎！

思慮多、失眠、嘴破、牙齦腫的時候，多數人想找中醫調理，而不是西醫；那種不舒服的感受是那樣清楚，卻又說不上來哪裡有病，中醫說這就是「上火」！上火，究竟是怎麼回事？上火就是發炎嗎？為什麼多吃蔬果、多休息就能降火？吃消炎藥能不能緩解？讓中醫師從中醫觀點來為您解答。

Q 「上火」時
身體究竟怎麼了？

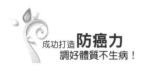

正解》上火是一種自律神經失調。

　　臺北市立聯合醫院中醫院區中醫師楊素卿分析，從科學的角度來看，「上火」其實就是西醫說的「自律神經失調」中的一種；自律神經分成交感、副交感神經，中醫視交感神經為「陽」，副交感神經為「陰」，當交感神經比副交感神經活躍，陽氣比陰氣旺盛，就產生了「火氣」，也就是「上火」了！

　　上火又分成「實火」與「虛火」兩種，林口長庚紀念醫院中醫部主任楊賢鴻說，「實火」的狀態常見於急性發炎，而「虛火」的情況則較常見於慢性發炎性疾病。急性發炎對一般人來說很容易理解，最常出現紅、腫、熱、痛⋯⋯等不舒服現象，但「慢性發炎」、「虛火」的症狀不同於急性，所以常被人們忽略。會引發虛火的疾病很多，最典型的情況是在病程較長的慢性病人身上，例如：癌症、三高疾病、肺結核病等。

　　楊素卿中醫師譬喻，一個100人座的教室中，當男、女比例各半，就是中醫說的「陰陽平衡」狀態，或稱「中性體

質」。當女生有50個，男生有70個，多出來的20個男生，使陽盛陰衰，就產生「實火」，此狀態稱為「陽亢」。相反地，當女生減少到30人、男生是50人的話，也是陽盛陰衰，但這種陰虛造成的火氣，稱為「虛火」。

發炎＝上火嗎？

正解》不完全相等，但免疫性發炎、慢性病常伴隨上火症狀。

具備中、西醫執照的楊賢鴻中醫師分析，發炎有兩種，一種是外物「感染」造成的發炎，也就是一般人常聽到的「白血球與細菌」的戰爭，會產生「紅、腫、熱、痛」等典型症狀。

另一種則是免疫系統或慢性疾病造成的發炎，像是自體免疫系統的疾病，包括：紅斑性狼瘡、僵直性脊椎炎、類風濕性關節炎、過敏性疾病、或是慢性肝炎等，或者有些人認為動脈硬化等心血管疾病，也跟血管壁上的脂肪斑塊，引起

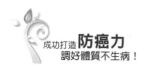

的慢性發炎有關。這種發炎即使沒有傷口，卻有發炎反應，常是以淋巴球為主參與發炎，且症狀也非常多樣，不限於紅、腫、熱、痛。

從保健觀點來看，近年流行的「慢性發炎」話題，應該與第二種體內的慢性發炎較接近。所以，<u>發炎不完全等於上火，如果只是刀片割到小外傷，即使發炎，也不會上火，但癌症、三高疾病等全身性的免疫或代謝疾病，的確常有慢性發炎及上火現象。</u>

反過來說，有些人上火了，不一定有發炎，像是短期幾天熬夜造成的上火，只要多吃蔬果、回復正常作息就能平息，體內即便有發炎情況，對健康的影響也不大。

Q 酸性體質＝慢性發炎？

正解》沒有這個論點。

楊賢鴻中醫師回答，中醫沒有「酸性體質」的論點，一般酸性體質主要是說過多廢物堆積在體內，使體內環境酸

化，容易引起慢性發炎。但即使真的如此，也不一定會造成
中醫認定的陰陽失調、虛火，所以中醫不講這個論點。

長期虛火或慢性發炎
易致癌？

正解》不一定，中醫沒有這個論點。

　　楊賢鴻中醫師表示，有些發炎長期累積，的確易造成細
胞變性，而容易罹癌，例如：肝臟的慢性發炎易引發肝癌，
但其他未經實證研究的部分，目前無法確定是否也會如此。
此外，細胞也必須先要發生染色體變異，才會變成易罹癌，
不是慢性發炎就必然會使染色體變異，而致癌。

　　從中醫觀點來看，長期處於虛火的狀態當然不如中性、
平衡體質來得健康，中醫當然可藉由中藥來調整體質；但目
前並沒有證據或經驗顯示，長期有虛火的人比較容易罹癌。

　　「虛火」是從整體「症狀」綜合而來的診斷，不代表病
因，在因果關係裡虛火屬於果，然而，很多疾病都可產生虛

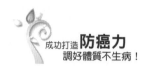

火，因此中醫不會從虛火的「症狀」，去反推「病因」。

Q 慢性發炎是否可能
引發某些疾病？

正解》 可能，例如：肝癌、過敏。

　　楊賢鴻中醫師說明，除了上面提到的，有些慢性發炎已經被證實，會導致癌症之外，另外還有較普遍的例子是，慢性發炎的確會加重其他部位原有的輕微發炎。例如：一個感冒可能會誘發牙齦腫痛及關節疼痛，這些病痛或許原本就存在，但症狀輕微，患者未察覺，然而感冒是全身免疫系統被動員來，這些症狀就凸顯出來。

　　這種民間俗稱「發炎會一個接一個」的情況，在門診並不算少見，究其原理，常是因為發炎會使免疫系統活躍、白血球活性增強，當白血球活性增強，又會促使其它部位的發炎更嚴重，所以這種患者常主觀感覺到「全身都是病」的情況，其實是免疫系統整體太活躍的結果。

Q 中醫建議民眾
如何降火抗發炎？

正解》改善生活習慣仍無法降下火氣，就要就醫。

引發火氣的原因很多，許多慢性病也的確長期有虛火的情形，從保健的觀點來看，<u>預防勝於治療，建議平時養成正常的作息，飲食也以均衡清淡為主，情緒的調整也占有重要角色</u>，如此較可避免因生理問題造成的上火。至於疾病所造成的上火，則需要醫師診治，方能除去。

<u>當自覺有上火症狀，例如：長痘子、口臭、脹氣、便祕、口乾、大便乾等，可先改善生活習慣幾個月，看能不能降下來，如果長期的生活習慣都很好，卻還是上火，就有必要進一步求診，看是否有其他疾病，以便及早治療。</u>所以，有心臟病、糖尿病、慢性腎炎、肝炎或更年期等可能性的人，當感覺有上火或慢性發炎的徵兆，要主動向中、西醫尋求治療。

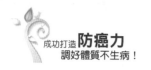

擁有健康生活好習慣
輕鬆遠離發炎

中醫的「虛火」與西醫的「慢性發炎」雖不完全相同，卻有異曲同工之妙；解決之道也非常類似，不外乎各種健康的生活習慣。而疾病的診斷通常要經過西醫的儀器、檢驗等實證，才能確診；中醫則專長體質的調理，不輕易以疾病來下診斷。

「火氣」或「慢性發炎」即使被敏感地發現，也僅限於「症狀」的階段，不一定是疾病；但可以確定的是，及早抗發炎、降火，一定能減少身體的耗損。聰明的讀者應該善用中、西醫的專長，在這個慢性發炎充斥的現代生活中，提升自己的健康品質。

（採訪整理／葉語容）

如何降低
發炎機會

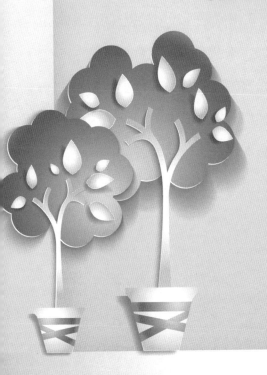

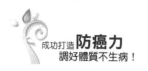

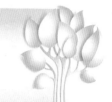

4-1

慢性發炎會變癌症？

　　癌症是健康頭號殺手，有人說：長期慢性發炎會變癌症？兩者真有密切關聯嗎？

　　體重過重的工程師啟華，BMI值逼近30，最近3個月改變飲食習慣，餐盤中的蔬菜增加，肉減少，飯後會吃水果，下班後會去健身。改變的動力是醫師告訴他，改善肥胖最好的方法是多吃蔬果、多動，不然隱藏在腰腹部的內臟脂肪會引起長期發炎反應，有罹癌的疑慮。他可不希望肥胖脂肪成為沉默殺手，下定決心從飲食及生活習慣作起，但發炎真的會致癌嗎？

Q 慢性發炎
最後會致癌嗎？

正解》 有可能，但不一定會。

　　中醫抗衰老醫學會榮譽理事長王剴鏘醫師表示不一定會，但有可能發展成為癌症。慢性發炎是身體長期處在一種免疫系統失控的狀態，正常細胞受到細胞介質的不斷攻擊，自由基會在體內四處亂竄，如果破壞了細胞染色體，產生基因突變的可能性大增，至於比例尚未有大規模研究探討。

　　臺灣全民健康促進協會理事長陳俊旭建議，平日注重飲食，大量攝取含有抗氧化成分的蔬菜、水果，多吃含有Omega-3脂肪酸的好油，或是補充含有多種維生素、礦物質的營養補充品，可降低體內自由基，避免正常細胞受到干擾及攻擊。

Q 癌症是慢性發炎
生成的嗎？

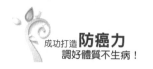

正解》諸多動物實驗研究證實，癌症與慢性發炎關係密切。

　　癌症是長期基因突變所形成，臺大醫院小兒部過敏免疫風濕科主治醫師江伯倫表示，諸多動物實驗研究證實，癌症與慢性發炎關係密切。在美國取得自然醫學博士的陳俊旭表示，病毒進到體內後，免疫系統會先產生抗體對抗，有些病毒會躲進細胞或細胞核內寄生，就醫理角度，至少暫時不會影響身體的發炎，如果病毒一直存在血液中，抗體沒有辦法消滅時，就會持續破壞細胞，刺激久了，常導致細胞變異，就很有可能形成癌症。像子宮頸癌、肝癌的形成皆與病毒突變有關。為了身體健康，需要遠離病毒，若有感染，必須妥善治療，避免成為發炎因子，破壞細胞的正常分裂。

Ｑ 酸性體質
容易慢性發炎？

正解》陳俊旭博士表示，大魚大肉、精緻澱粉、加工食品等酸性食物吃太多，較易發炎。

然而，江伯倫醫師表示，西醫或營養學注重的是身體恆定，血液、體溫、血糖的平衡，多半不會提到體質會有酸性或鹼性說法，慢性發炎是免疫細胞失控所引起。

　　陳俊旭博士認為，人體可分細胞、組織、血液三大區塊，血液pH值雖然平衡，但人體組織液為了要接收來自血液和細胞內液所排放出來的酸性代謝物，以平衡血管和細胞恆定的酸鹼濃度，反而成為酸性物質容易沉積的三不管地帶。組織液偏酸性，代表大魚大肉、精緻澱粉、加工食品等酸性食物吃太多，因此大部分的生化反應不易正常運作，使身體長期處在容易發炎的狀態。預防作法是少吃過度加工的酸性食物，多吃天然、少加工的蔬菜水果等鹼性食物。

Q 過敏
就是慢性長期發炎？

正解》 正確。

　　江伯倫醫師表示，過敏是一種長期性發炎疾病，過敏部

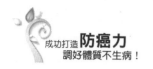

位會出現慢性發炎的細胞，如肥大細胞、嗜中性白血球及嗜酸性白血球，透過避開過敏源、食用抗發炎飲食、規律運動及藥物，可降低發炎反應，甚至會痊癒。

此外，溫、濕度變化也是一種過敏原，秋冬之際氣溫偏涼，日夜溫差大，過敏反應會比較強烈，需要特別注意溫差的改變。

❓ 如何辨別
是疾病還是發炎？

正解》 4大領域供民眾自我檢視。

有經驗的醫師對於辨別究竟是單一器官疾病，還是慢性發炎形成，有一定程度的認知，但對一般人來說，就不是那麼容易了，症狀明明是發燒、流鼻涕、打噴嚏，直覺是感冒了，但有可能是過敏，江伯倫醫師提供了一個可依循的4大領域：

1. 營養領域

重視飲食，餐餐營養均衡，出現慢性發炎的機率不高。若出現流鼻涕、打噴嚏症狀，上呼吸道感染的機率較高。若有多肉少蔬果、偏食飲食習慣的人，有這種症狀，就有可能是過敏引起。

2. 新陳代謝領域

即使營養不均衡，仍努力維持正常的新陳代謝，慢性發炎的機率相對降低，若出現紅、腫、熱、痛發炎的症狀，很有可能是急性發炎導致器官生病；若屬營養失衡，又沒有控制體重，很容易出現新陳代謝症候群，此時所出現的發炎症狀，就可能是慢性發炎了。

3. 慢性病領域

透過營養及新陳代謝的改善，能夠有效控制慢性發炎，若控制失當，易形成體重過重的肥胖問題，而內臟脂肪又是發炎因子，易形成心臟病、心血管阻塞、糖尿病等慢性病，

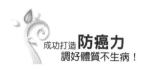

必須靠藥物控制。患有慢性病的人，若出現發炎症狀，常屬慢性發炎控制不良所致。

4. 癌症領域

若慢性發炎不能有效控制，長期刺激細胞之下，易導致細胞基因受損，會增高癌症發生率。

江伯倫醫師強調，預防面做得好，就會遠離慢性發炎，即使有慢性病發生，若能及早重視營養、維持新陳代謝正常，一樣能夠提高治癒機率。

（採訪整理／梁雲芳）

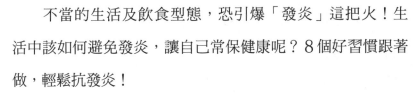

4-2

8個好習慣
讓你遠離慢性發炎

不當的生活及飲食型態，恐引爆「發炎」這把火！生活中該如何避免發炎，讓自己常保健康呢？8個好習慣跟著做，輕鬆抗發炎！

裕麟讀研究所時，就開始做夜班的工作，常日夜顛倒，到半夜3點才就寢，三餐在外也與同學不忌口的大啖排骨飯、鹹酥雞、珍珠奶茶，長期下來體重上升不少。後來進入職場，工作幾年，再做健檢，才發現過去幾年作息不正常、飲食不忌口、少運動，讓健檢報告上出現不少紅字！醫生提醒他已有慢性發炎的狀況，須改善生活習慣，飲食要清淡並多運動！

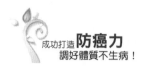

好習慣 1

飲食均衡清淡
三少一多為原則

避免身體慢性發炎，須從日常生活中調整，國泰綜合醫院家庭醫學科主治醫師葉姿辰建議飲食方面，以清淡、三少一多的「少油、少糖、少鹽、多纖維質」為原則。

為何吃油炸、甜食等刺激性食物，易引發上火發炎？書田診所家醫科主治醫師康宏銘解釋，吃甜食後身體的胰島素會變化，並影響神經反應，因此上火的症狀會顯現。

葉姿辰醫師提醒想減重的民眾，可多攝取蔬果、全穀類，且烹調盡量是使用橄欖油的「地中海飲食法」。品質較好的橄欖油，含有Omega3、Omega9，成分主要是不飽和脂肪酸，且含抗氧多酚，可降低造成心血管疾病的低密度膽固醇含量，預防心血管疾病及失智症。

除了吃富含Omega3脂肪酸的食物抗發炎，康宏銘醫師指出，多食用含類黃酮、綠茶多酚、紅酒多酚等食物，如葡

萄、番茄、柑橘類水果、豆科植物、洋蔥、綠茶等，也有抗發炎的效果。

好習慣2
冬天進補適可而止
以免越補越上火

很多人冬天會吃薑母鴨、羊肉爐、燒酒雞等容易上火的補品，葉姿辰醫師提醒，吃太多補品可能會有皮膚發癢、消化不良、胃食道逆流、急性胃炎等症狀，也可能有便祕問題，冬令進補應適量就好。

好習慣3
每日水分要充足
尿液顏色呈淡黃為佳

喝水有助身體新陳代謝，葉姿辰醫師表示，正常人一天

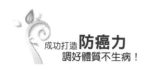
需上5至7次廁所，少於此次數代表水喝得不夠。<u>不要等到口渴才喝水，平時就要補充，若感到口渴，表示身體已缺水。建議一天約喝2000毫升的水，較能維持正常的新陳代謝。</u>不過，心臟衰竭、腎衰竭及肝硬化的患者易水腫，腎臟無法排除過多水分，最好依醫生指示飲水。

有些人認為喝水可改善上火的問題，康宏銘醫師指出，尿液呈淡黃色表示飲水量正常，但<u>喝水與改善上火無關，火氣大不能只靠喝水解決</u>，主要從口水的分泌改善。口水分泌不夠，可能是自律神經太緊繃、焦慮時口水就會減少，進而引起口乾舌燥。而水分的補充當然很必要，但<u>發炎上火的問題主要還是靠生活型態、飲食習慣的調整</u>，建議喝一點酸的東西可刺激口水分泌。

好習慣4
遠離肥胖因子
過重身體易發炎

現代人飲食精緻，缺乏運動易造成肥胖，葉姿辰醫師說明男性腰圍超過90公分、女生超過80公分及BMI30以上是肥胖者，可能有胰島素阻抗、血糖偏高、血脂肪偏高等相關會導致高血壓、糖尿病、高血脂症、脂肪肝的問題，此外也會因體重過重而導致膝蓋易磨損，造成退化性關節炎等疾病。

康宏銘醫師表示，肥胖容易患有代謝症候群，會造成諸多病變。而因「胖」的關係，血液中會出現很多油性的脂肪酸，當它轉移到肝臟後會造成脂肪肝，引起身體發炎的反應，進而造成肝發炎或肝硬化，在血管中也會造成血管硬化等問題，因此遠離肥胖是避免慢性發炎的重要環節。

好習慣5
作息正常睡眠時間須充足
擁抱好心情釋放壓力

習慣熬夜的人也易讓身體發炎，康宏銘醫師強調，睡眠不好時，荷爾蒙會有所變化導致發炎，建議睡前不要吃太多

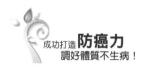
東西，不要滑手機，盡量放鬆情緒，睡眠品質就會提升。

另外，當感受到壓力或焦慮時，腦部的下視丘會釋放出壓力的反應，此時發炎反應就會上來，因此維持好心情也是避免身體慢性發炎的方法。

葉姿辰醫師則建議，避免在壓力大、失眠的狀態下飲用茶、咖啡等刺激神經敏感的食物，白天午睡不要超過半小時，以免晚上睡不著。最好晚上11點前入睡，睡前不宜激烈運動，但可做些伸展肢體的舒緩運動，幫助身體放鬆。

好習慣6

戒菸及拒吸二手菸
降低慢性發炎機率

菸害會讓身體增加慢性發炎的機率，葉姿辰醫師說明，菸品含有上千種的化學物質，有超過70種致癌物質，會破壞體內細胞DNA，改變某些重要基因，使得細胞失去控制的生長。因此，吸菸會導致癌症的發生率，另外會增加發炎標記

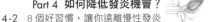

物質，造成慢性發炎。

　　康宏銘醫師也認為，<u>抽菸會造成肺部發炎，有些人抽了好幾年菸，還沒得到肺癌，就先得到慢性支氣管炎，且抽菸和很多的心血管疾病及癌症都有關係，應戒菸並拒吸二手菸。</u>

好習慣7
飲酒勿貪杯
以免肝臟代謝酵素來不及反應

　　飲用太多酒精類飲品也會讓身體發炎，康宏銘醫師說<u>明男性一天不要喝超過30公克、女生不要喝超過15公克的酒精，以10％酒精濃度的紅酒為例，一般男生一天飲用300毫升、女生150毫升以內的量可能對健康有幫助，但過量飲用，肝臟的代謝酵素會來不及反應，造成肝細胞發炎。</u>

　　葉姿辰醫師也認為，飲用過量酒精性飲料，會讓身體處於發炎狀態。

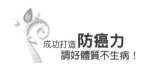

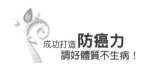

成功打造**防癌力**
調好體質不生病！

好習慣8

運動抗發炎
應配合身體步調循序漸進

　　醫學研究發現，運動可以抗發炎。葉姿辰醫師表示，<u>運動可刺激肌肉細胞分泌IL-6，而它的分泌量可刺激脂肪的分解，把三酸甘油脂分解成甘油和游離脂肪酸，調節血脂肪和增加肝臟葡萄糖的生成。</u>

　　他建議以「333運動法則」為目標，即每週3次、每次30分鐘、每分鐘心跳超過130下以上的「全身性」運動為佳，快走、慢跑、騎腳踏車、跳有氧舞蹈、游泳，都會強化心肺功能。而大肌群運動較有抗氧化、抗癌、調節體內葡萄糖的效果，也較會影響細胞激素IL-6的分泌。

　　康宏銘醫師提醒，合適的運動能讓身體舒暢、放鬆，若從事激烈運動，反而易導致身體疲累及感到壓力，建議運動該循序漸進，若選擇大肌肉群的規律運動更好。

（採訪整理／巫惠淳）

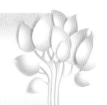

抗發炎，這樣吃最有效

　　多攝取富含Omega-3的油能降低發炎機會嗎？該如何選擇？除了用對油外，到底還能多吃什麼，遠離發炎？

　　忙碌的現代人光是工作就占去大半時間，常沒有足夠的時間、體力準備健康食物及新鮮蔬果，不得已外食，加工過的食物也很難辨別良窳。回家看電視報導，塑化劑、回收油、含農藥的茶飲等食安風暴層出不窮，更是令人心煩，難道健康就要這樣被「綁架」了嗎？以下請專家告訴我們，如何在生活中做些小改變，緩和易發炎體質，吃得更健康！

中醫師建議：
少吃糖、多吃米飯

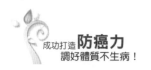

臺北市立聯合醫院中醫院區中醫師楊素卿說，<u>現代人吃太多「糖」了，糖吃多了，不僅會造成肥胖，也會形成易發炎的體質，所以現在過敏、肥胖的人那麼多。</u>改善之道就是少吃含糖食物，像含糖飲料、糕點餅乾、巧克力、冰淇淋等，現在隨便一杯含糖飲料，就含有10多顆方糖的糖分，有些人一天好幾杯，再加上糕點，不知不覺中已經吃下大量糖分。

<u>同樣攝取糖分，不如多吃米飯</u>，楊素卿中醫師指出，所謂「一方水土養一方人」，稻米是臺灣水、土與環境種出來的在地主食，最適合臺灣人的體質，想改善體質應該多吃米，少吃麥、麵粉做出來的甜食。<u>在中醫理論中，稻米也有「補中益氣」的效果，能使人精力充沛、補足中氣。</u>

雖然現代媽媽早上往往趕著上班，但<u>可用全穀米飯做成飯糰，裡面包一些食材就是營養的早餐，比起生冷的果汁、生菜更適合在早上吃</u>，又能提供足夠熱量作為一天營養的起點。

楊素卿中醫師認為，<u>平時正餐最好的比例，是4口飯、3口菜、1口肉、2口水果。也就是飯40％、蔬菜30％、肉、魚</u>

等蛋白質10%、水果20%。不論外食或自己做飯，長期堅持減糖，少吃過度加工的糕點麵包，改吃米飯，養成習慣，就能改善慢性發炎的體質。

營養師建議：
多吃鯖魚、沙丁魚、秋刀魚

實踐大學食品營養與保健生技學系教授黃惠宇指出，現代人自行烹調的機會變少了，建議大家外食時可選擇含有豐富魚油的食材。

與其他食物相比，深海魚的魚油，含有較多的Omega-3脂肪酸，這種脂肪酸能發揮很好的抗氧化效果，也是人體的「必需脂肪酸」之一，是一種人體運作一定要有，卻無法自行合成的脂肪酸，一定要從食物中取得。據統計，大部分人的Omega-3脂肪酸攝取量均不足，這可能與它的食物來源種類少有關。

補充足夠的Omega-3脂肪酸，能穩定情緒、促進大腦發

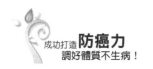

育、抗發炎、抗過敏、消除疲勞，所以黃惠宇教授建議，<u>若一周能吃兩次藍背魚，像鯖魚（罐頭）、沙丁魚（罐頭）、秋刀魚、竹筴魚、鮭魚、鮪魚，是最好的選擇。</u>如果難以做到，在太忙碌、感覺疲倦、憂鬱、暴飲暴食、吃完油炸品後，補充魚油類的保健食品，也可幫助身體抗發炎。

而心血管疾病患者、肥胖者，因體內常有慢性發炎，可諮詢醫師及營養師後長期補充，劑量照瓶身標示來服用即可。若不是慢性發炎的人或發炎嚴重者，魚油保健食品不必長期吃，以免養成依賴性，也不宜拿營養食品來取代真正的食物。

<u>至於吃素的人不能吃魚油，Omega-3脂肪酸的來源可以是冷壓芝麻油、亞麻仁（亞麻籽）油、紫蘇油等。</u>黃惠宇教授提醒，補充魚油時可搭配一些抗氧化的食物，如各色蔬果或抗氧化物質，以免造成營養失衡、失效。

（採訪整理／葉語容）

換油！順手抗發炎

同樣要用油，吃對吃錯差很大！富含Omega-3脂肪酸的油，與富含Omega-6脂肪酸的油效果大不同；富含Omega-3脂肪酸的油能降低發炎機會，而Omega-6脂肪酸吃太多，反而會助長發炎現象。

Omega-6脂肪酸普遍存在於蔬菜、種子、月見草油、動物脂肪中，一般飲食狀況下，通常只會攝取過多，不會不足。而現在家家戶戶、小吃店常用來炒菜、油炸的大豆油、葵花油、葡萄籽油、玉米油、紅花籽油、花生油，都是Omega-6脂肪酸含量豐富、Omega-3脂肪酸極低的種類，還有愛吃油炸品的習慣，都易讓發炎失控，是現代人應該避免的。

為了平衡Omega-6與Omega-3的攝取比例，我們應該將Omega-6脂肪酸較高的用油，換成Omega-3或Omega-9系列的油品，才能減緩發炎，當然，對外食族來說較困難，所以外食族只好多補充含Omega-3的魚類或營養補充品。然而，要提醒的是，油要用得健康，還必須考慮它的烹調方法、溫度，才可能保留其營養。

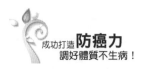

成功打造**防癌力**
調好體質不生病！

應減少攝取的Omega-6系列油品

大豆油、葵花油、葡萄籽油、玉米油、
紅花籽油、花生油。

建議增加的Omega-3、
Omega-9系列油品、食物

Omega-3：亞麻仁油（及保健食品）、
　　　　　冷壓芝麻油、藍背魚、深海
　　　　　魚油保健食品。
Omega-9：苦茶油、橄欖油、酪梨、杏
　　　　　仁、腰果。

Part
5

你最想知道的
「吃什麼能防癌」
一次解答

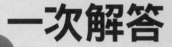

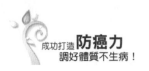
5-1

想防癌
吃藍綠藻、牛樟芝有效嗎

市面上保健食品琳瑯滿目，但誇大效果的產品也充斥市場，究竟什麼成分才真的具有防癌功效？購買前睜大眼睛，小心別做冤大頭。

Q 吃藍綠藻能防癌？

■ 有此一說

相傳藍綠藻含有豐富的抗氧化成分，對於癌症、心臟病及愛滋病等都有顯著的預防保健效益，對於長期承受工作壓力與睡眠不足的現代人十分適合。

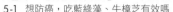

■專家解析

藍綠藻含有大量豐富的葉綠素與各類人體所需的營養物質，雖然坊間對於藍綠藻的功效出現許多熱烈的討論，但臺北馬偕紀念醫院營養師謝玉琇指出，以食品營養的觀點來說，藍綠藻並不是一種「食物」，僅是原始植物中的一員。其所含的營養素雖然很充足，卻不完全適合人體吸收，這就像植物性蛋白質與動物性蛋白質，雖然都是蛋白質中的一種，但是在人類生理的吸收利用上就有差別，所以吃與不吃藍綠藻對人體並沒有太大的影響。

臺灣全民健康促進協會理事長且在美國行醫多年的自然醫學博士陳俊旭提醒，藍綠藻主要包含維生素、礦物質、蛋白質及其他營養素，因營養完整，被譽為人體的「天然維他命」，要注意的是，藍綠藻可幫助癌症病患補充營養，卻非用於治療癌症。對健康的人來說，若要補充藍綠藻，一天攝取10～20g即可。由於藻類容易吸附重金屬，所以藍綠藻的養殖水域非常重要，挑選時盡量選擇有機認證的等級，且廠商必須檢附重金屬檢測報告。

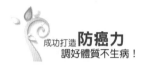

◯ 牛樟芝具有
神奇抗癌功效？

■有此一說

　　牛樟芝簡稱「樟芝」，生長於臺灣特有的保育類樹種「牛樟樹」上，因此牛樟芝素有「臺灣國寶」與「臺灣紅寶石」之稱。牛樟芝是菇蕈類的一種，其內含的三萜類及多醣體可抑制腫瘤，促進癌細胞死亡及增強人體免疫力。一般多用牛樟芝來泡酒、煮水或製成膠囊服用，對於防止肝癌及其它肝病的效果良好，坊間甚至傳說治癒率高達90%以上。

■專家解析

　　牛樟芝的三類和多醣體是抗癌和增強免疫力的有效成分。陳俊旭博士表示成分因養殖的方式不同，而比例有所不同。野生的子實體三萜類最多，所以抗癌能力最強，但野生的牛樟芝價錢極貴。目前臺灣的農委會和業者已陸續研發出

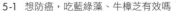

人工栽培的方式，三萜類的濃度也越來越近似野生品種。

至於用固態或液態發酵所製成的菌絲體，雖然三萜類濃度比不上子實體，但保護肝臟細胞的功能也很不錯，對於非癌症的一般肝臟保健，也可達到一定的效果，甚至飲酒過量時亦可作為解酒之用，所以，並非一定要追逐高價的子實體保健食品。

謝玉琇營養師則說牛樟芝是盛傳已久的抗癌保健食品，不過，必須提醒的是，<u>牛樟芝對於每個人的功效不同，雖然有人服用之後情況改善，但絲毫沒有改變的人也不是沒有。牛樟芝並不是藥物，既然是保健食品，就不能完全依賴其抗癌的功效而大量服用，否則可能會造成免疫系統的問題或是引起過敏反應，得不償失。</u>

（採訪整理／劉紫彤）

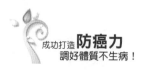

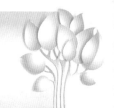

5-2

吃鹼性食物能防癌？

吃鹼性食物較不會致癌？網路上的轉載文章或是知識家，到處都有關於預防癌症的偏方或小祕訣，到底該怎麼吃才能避免癌症找上門？

事實上，醫界一直埋首於研究哪類食物具有防癌、抗癌的因子，市面上的保健食品也不斷推陳出新，問題是，面對各種號稱可以防癌的食物或偏方，究竟怎麼分辨真假？以下列出常被提及的防癌偏方，請專家說分明。

Ｑ 常喝優酪乳

可抗癌、防癌？

■有此一說

「好菌」是指在體內不會產生毒素，普遍存於發酵食物中的益生菌。據說當好菌減少、壞菌增加的時候，滯留在腸道裡的壞菌就會使腸胃壁上的細胞癌化。

■專家解析

臺灣全民健康促進協會理事長且在美國行醫多年的自然醫學博士陳俊旭表示，雖然益生菌有益腸道與免疫系統健康，但選購市售益生菌產品，卻有很多學問。

首先是益生菌製作過程是否正確、保存方式是否恰當？一般發酵乳生產後，益生菌的數量在達到最高峰後會不斷遞減，所以有些市售發酵乳產品，益生菌的含量已寥寥無幾。

此外，市售優酪乳往往添加過多奶粉、糖分、人工甘味劑、人工香料、人工色素、甚至防腐劑，不僅無法發揮抗癌、防癌的功效，喝多還恐不利健康。

若想攝取益生菌，最好學習歐美人士喝不含糖、純天然

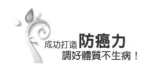

的原味酸奶或優酪乳，或吃不加任何調味料的新鮮優格。

　　臺北市立聯合醫院中醫院區中醫師楊素卿則不建議長期飲用冰涼的優酪乳。理由是人體的腸道溫度一般維持在37～38℃，如果長期大量飲用低溫的優酪乳，擔心造成腸道蠕動的問題，更何況市售的優酪乳，飲用時還含有多少益菌成分，也需進一步探討。

◎ 吃鹼性食物
　較不會致癌？

■有此一說

　　人體血液的酸鹼值都維持在pH7.35～7.45間，體內大部分體液酸鹼值也都維持在弱鹼性，因此健康的人體應是偏弱鹼性的體質。一旦人體酸鹼值下降到pH7.0以下就稱為「體質偏酸」，容易導致細胞難以正常運作。相傳如果身體因偏向酸性而造成細胞作用停擺，就很可能引發癌症。

■專家解析

臺北馬偕紀念醫院營養師謝玉琇表示，人的體質偏酸或偏鹼都不標準。人體酸鹼值一旦超過pH7.45，就會出現

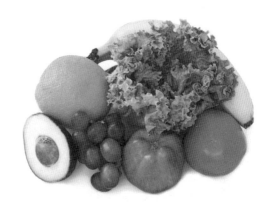

「鹼中毒」的現象，所以最好均衡飲食，吃過多的偏鹼食物或是飲用大量的鹼性純水，反而會造成身體負擔。

若平時飲食不正常，想擺脫酸性體質，陳俊旭博士建議，應少吃油炸、燒烤、煙燻、醃製的肉類，多吃新鮮的蔬果！由於蔬果裡含有鈣、鎂、鉀、鋅、鐵、銅、錳等豐富的礦物質，當這些帶有正電的金屬陽離子進入人體組織時，會使人體體質偏鹼，所以富含礦物質的大部分蔬果皆為「鹼化食物」。

謝玉琇營養師補充，除了蔬果類，杏仁、橄欖油、綠茶等也都是日常可輕鬆取得的鹼性食品。

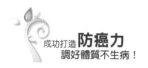

Q 龍鬚菜是防癌
NO.1的蔬菜？

■有此一說

　　龍鬚菜為佛手瓜植株莖蔓約15～20公分的幼苗，因外貌纖細捲曲，酷似傳說中龍的觸鬚而得名。龍鬚菜內含許多營養素及抗癌物質，例如硒、膳食纖維及天門冬醯胺，據說可阻止癌細胞生長。

■專家解析

　　在肝臟解毒的過程中，很多胺基酸可用來結合並中和外來毒素。陳俊旭博士說，龍鬚菜所含的天門冬醯胺亦屬於胺基酸的一種，能與其他胺基酸結合，所形成的分子能吸收體內的毒素並將之消除。此外，<u>龍鬚菜含有膳食纖維，可吸附腸壁中過多的脂肪及代謝的廢物，能減少人體吸收不好的物質，也可促進腸胃蠕動，對預防大腸癌有益。</u>

　　不過，要提醒的是，不只是龍鬚菜，<u>大部分的幼苗類、</u>

芽菜類的食物都含有豐富的膳食纖維及抗氧化物，對人體很好，不需獨愛龍鬚菜，可多種類、均衡地攝取蔬果及芽菜。

謝玉琇營養師也提醒，龍鬚菜不宜多吃，因為在所有的幼苗類食物中，龍鬚菜是纖維最粗糙的一種，對於胃腸不好或是開過刀的病人來說，反而會拖累胃腸的蠕動而造成負擔。如果要吃幼苗，豆芽菜、苜蓿芽與結球甘藍是不錯的選擇。

總而言之，三位專家一致認為，天底下沒有一種食物，可以單獨啟動抗癌的作用，要多元均衡的搭配，才能達到最好的防癌效果。與其嘗試偏方，不如在生活中力行有效防癌的三元素：營養均衡、心態樂觀及每天適當的運動。

（採訪整理／劉紫彤）

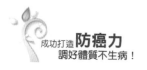

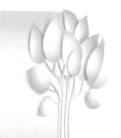

5-3

吃砒霜、蜈蚣
以毒攻毒剋癌症？

　　罹患癌症時，許多人會手足無措、感到無助，還可能病急亂投醫或聽信坊間偏方，當心治病不成，反而引起感染，大傷元氣，讓身體更虛弱！

　　進翔的媽媽前陣子因胃癌住院，開始接受治療，進翔在醫院聽到其他病患家屬討論砒霜療法與蜈蚣療法，據說可以毒攻毒治療癌症。進翔在想該不該跟進，試試民間療法？而這些療法真能治癒癌症嗎？

Q 砒霜療法為治癌
帶來一道曙光？

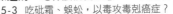
■有此一說

　　明代醫藥學大師李時珍在《本草綱目》中記載：「砒霜可治爛肉、蝕瘀及腐瘰痢……」，這些敘述恰與現代醫學所說的癌症腫瘤相符，近年來香港及中國大陸也紛紛傳出利用砒霜萃取出來的「三氧化二砷」治癒子宮頸癌、血癌的案例。

■專家解析

　　砒霜是否有潛力開發成抗癌藥物，臺灣的中、西醫普遍認為，還存在許多未知的謎團。臺北市立聯合醫院中醫院區中醫師楊素卿說，砒霜又稱「信石」，自古以來就被認為是一種劇毒的藥物，目前臺灣醫療上並不開放使用砒霜，而且「爛肉、蝕瘀及腐瘰痢」比較偏向於皮膚方面的疾病，<u>古人多把砒霜敷於皮膚上，做為蝕瘡去腐之用，內服也只有結痰平喘的效果，並沒有所謂治療癌症的功用。</u>

　　臺灣全民健康促進協會理事長陳俊旭表示，砒霜抗癌的細胞和人體實驗，都集中在中國大陸，而在臺灣，砒霜屬於

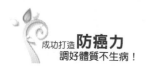

禁藥，不得使用與販賣。由於砒霜毒性很強，千萬不要隨便到國外買來嘗試，以免治病未成，反而丟掉性命。

Q 蜈蚣毒
是治癌良方？

■ 有此一說

蜈蚣又稱為「百足蟲」，是一種具有毒腺的掠食性陸生節肢動物，也是中醫典型的藥材。時常基於「以毒攻毒」的原理，用於治療癰瘡、腫毒、痙攣，甚至是破傷風、帕金森氏症等中醫裡稱為「頑疾」的頑固疾病，並被認為「有非常好的療效」。像是中醫的藥方「止痙散」中就含有蜈蚣與全蠍，對於治療痙攣、面部神經麻痺很有幫助。

■ 專家解析

楊素卿中醫師解釋，相傳大型的少棘蜈蚣有提高免疫機

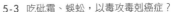

能與對抗腫瘤的作用，而一般蜈蚣則對於神經方面的疾病，有優異的成效。即便如此，<u>對於蜈蚣是否能治療各種癌症，中醫界尚無法提出具體的資料及數據，證實蜈蚣對於癌症治療確實具有功效</u>，所以對於以此說混淆大眾耳目的業者，民眾應慎思明辨。

兩位專家均建議，<u>若想追求身體健康，最簡便的方法是吃下「彩虹食物」——即攝取各形各色食物的均衡飲食法，而且每一餐的蔬果量要占一半左右。而擁有樂觀的心態，也能增強免疫系統，進而能殺死癌變細胞。</u>

此外，癌症比較容易找上代謝不好的人，所以鼓勵罹癌的朋友做一些靜態的運動，多活絡筋骨能促進代謝，使癌細胞在體內不易生長。

（採訪整理／劉紫彤）

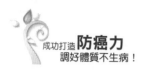
5-4

喝葡萄酒、吃海鮮
抑制癌症真有效？

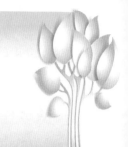

市面上流傳葡萄酒中的白藜蘆醇、海產中的硒、青花菜裡的吲哚3甲醇，具有防癌的功效。是真、是假，還是商業炒作？大量補充前，聽聽專家怎麼說。

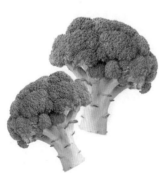

需雯的家族有肝癌的病史，隨著父母年紀漸長，身體不像從前硬朗，她開始擔心曾感染B型肝炎的父母會惡化為肝癌，於是開始搜尋防癌配方，想預防癌症發生。防癌成分大多是陌生的專有名詞，她看得暈頭轉向，這些成分真的有效嗎？

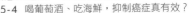

Ｑ 葡萄酒含白藜蘆醇
是防癌尖兵？

專家解析》正確，但直接吃葡萄、喝紅葡萄汁也有防癌效果！

臺灣全民健康促進協會理事長陳俊旭說，癌症的形成必須經過起始（細胞由正常變成癌化）→增進（癌細胞進行複製）→擴散這三個重要的關鍵，而歐美研究證實葡萄皮裡白藜蘆醇在這三個階段，都能產生有效的抑制作用，具有明顯的防癌活性。

白藜蘆醇屬於多酚類化合物，可抗血栓、自由基、氧化、發炎及血小板凝集，也具抑制腫瘤的作用，對於防癌及預防心血管疾病有相當大的助力。

白藜蘆醇在紅葡萄皮裡含量最多，所以紅酒的養生效果比白酒好，但其實<u>不一定要喝酒，喝紅葡萄汁也有類似效果。紅酒裡的酒精會造成肝、腎負擔，其破壞力大過白藜蘆醇的好處</u>，所以臺北馬偕醫院營養師謝玉琇呼籲大家，<u>喝紅

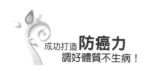
酒不如直接吃葡萄，但若改吃葡萄乾，則不足以達到與新鮮葡萄相同的功效。

此外，<u>臺灣每年春天盛產的桑葚，也富含白藜蘆醇，也是不錯的選擇。</u>事實上，白藜蘆醇屬於植物營養素中的多酚類，而多酚類常具有鮮豔顏色，所以，適量攝取顏色深的蔬果，就能吃進多酚類。

ⓆＱ 多吃海鮮攝取硒能預防肝癌？

專家解析》硒能防癌，但大量攝取易造成金屬性中毒！

癌症是因細胞氧化而來，若能增強細胞的「抗氧化」能力，便能避免細胞因氧化而致癌，因而有人鼓勵民眾補充具有生理活性的天然抗氧化劑「硒」，以消除細胞中的自由基，達到防癌、抗癌的作用。

謝玉琇營養師表示，<u>硒在人體內屬於一種「微量元素」</u>，只要平日有食用海產類的鮪魚、蚵仔、蛤蜊、龍蝦、

螃蟹，或是巴西堅果、小麥胚芽、啤酒酵母、草菇、全穀類等即可，不需要刻意大量地攝取，不然，可能造成金屬性中毒。

陳俊旭理事長說，硒與金屬的結合力很強，大量儲存在人體肝臟酵素「谷胱甘肽過氧化酶」中，它能與肝臟內的重金屬如汞、錫、鉛等結合，形成糞便而排出體內，是保護肝臟不可或缺的好幫手。更重要的是，硒對於肝癌細胞具有選擇性的抑制作用，不會殺死正常細胞，可以預防肝癌及各項肝病。元素週期表上的氧、硫、硒這個家族，對人體健康有重要影響，但前提是適量攝取，太多與太少都不行。

Q 青花菜含吲哚3甲醇 是有效抗癌物質？

專家解析》正確！

陳俊旭理事長表示，吲哚3甲醇（indole 3 carbinol）存在於綠色的十字花科蔬菜中，如青花椰及硬花甘藍等，對於肝

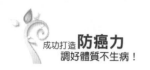
癌、乳癌具有相當優良的防癌功效，也有利於降血脂。

　　相關研究指出，吲哚3甲醇可有效降低癌症的危險因子，其中包括肺癌、直腸癌、乳癌、卵巢癌及膀胱癌等病症。另外，吲哚3甲醇亦可使細胞內脂質的分泌量減少，以達到預防心血管疾病的功效。所以，平日不妨多**攝食青花椰菜或芥藍菜等十字花科蔬菜**。

（採訪整理／劉紫彤）

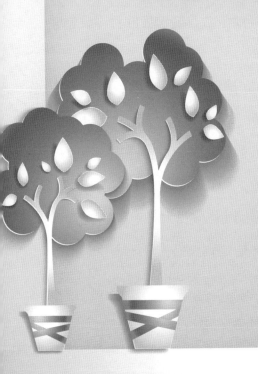

Part

6

癌症不是絕症
抗癌可以這樣吃

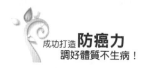

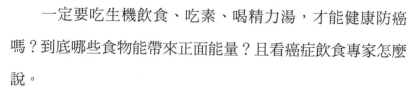

6-1

癌症病人
5個非懂不可的飲食祕笈

　　一定要吃生機飲食、吃素、喝精力湯，才能健康防癌嗎？到底哪些食物能帶來正面能量？且看癌症飲食專家怎麼說。

　　曉蕾的父親56歲，去年健檢發現大腸多處長息肉，經切片證實為大腸直腸癌第三期。醫師安排手術切除之外並進行化療，治療期間因消化排便問題，傷口反覆感染，復原緩慢。沒想到母親在今年也發現大腸直腸癌，還好發現得早，是零期。此後曉蕾和家人開始到處詢問大腸直腸癌飲食良方，不論是素食、生機飲食、還是食療偏方……，然而半年吃下來，只見父母愈來愈乾瘦，曉蕾不禁納悶癌症病人究竟

要怎麼吃？

治療中的癌友吃得下就盡量吃
有體力才能做治療

　　曉蕾的飲食困擾，相信也是許多癌友共同的心聲。「癌症病人有時像懷孕婦人，之前愛吃的，現在都不愛了！」和信治癌中心醫院營養室主任王麗民一語道出癌友面對治療過程中產生的食慾不振、噁心嘔吐、味覺改變等諸多不舒服副作用時的焦慮與無助！王麗民營養師表示：「對癌症病人來說，沒有三餐的問題，特別是治療中的病人，只要吃得下就盡量吃，接受治療時體力很重要，有體力才能做治療，免疫力強才不會因感染併發症讓治療中斷」。

　　治療癌症前，王麗民營養師建議：「可先做營養評估，營養師會根據個案狀況搭配食譜，甚至採取先增加體重的方式，以避免治療期間因副作用造成營養不良」。天主教耕莘醫院新店總院營養師康甄真也提醒：「最好在病人準備做癌

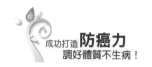

症治療之前，就提早進行營養篩檢，第一線護理人員會以營養篩檢表，先篩檢出營養不良的高危險群病人，以便營養師在第一時間介入，尤其當住院的癌症病患被篩檢出是營養不良高危險群時，更應積極進行營養照顧，千萬不要等到治療期間體重下降、出現營養不良警訊時再來營養支持，其效果很難立竿見影」。

癌症治療期間，患者會接受包含手術、術後化學藥物治療、及放射線治療等，這段漫長過程是長期抗戰，臺灣及歐美先進國家甚至將癌症營養照護納入癌症整合治療計畫，可見飲食對防癌與抗癌有多重要。以下將請營養照護專家一一提醒癌症治療期間及治療結束後的飲食重點。

祕笈1
癌症治療期間
增量攝取蛋白質及熱量

針對癌症治療中的病友，王麗民提供以下飲食建議：

1. 選擇新鮮食物。

2. 營養要均衡，衛生署公布的成人均衡飲食建議量之外，治療期間蛋白質可攝取比平常人多50%以修補細胞。優質蛋白質來源為：雞蛋、奶類、肉類、黃豆等。

3. 熱量可比原來正常的攝取量多20%以增加抵抗力。

4. 少量多餐，病人吃得下，盡可能鼓勵多吃，隨時補充體力。

5. 常常秤體重並維持體重。治療期間，特別是化療後的7～10天免疫力下降，最好食用煮過的食物，避免生食，選擇可去皮的水果，以減少細菌感染的機會。

6. 喝足夠的水（比一般人多一點，約2000～3000 c.c）。

7. 適當的活動。

針對治療期間比較常發生的副作用，如噁心嘔吐，王麗民營養師建議可吃稍冷或接近室溫的食物，嚴重時吃止吐

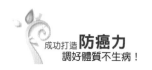

劑。如果有腹脹、便祕，採少量多餐方式進食，增加蔬果、膳食纖維的攝取，並避免產氣食物如豆類、洋蔥、馬鈴薯、牛奶等。

發生缺鐵性貧血時，豬血湯也是一個不錯的選項。若擔心鈣質流失，牛奶是吸收率最佳的營養品，東方人每天1～2杯，加上500毫克鈣片就足夠，其他如深綠色植物、芝麻、小魚乾也可以補充。

如果味覺改變，康甄真營養師則提醒避免苦味強的食物，並利用蔬菜天然的甜、酸增添風味。吞嚥困難時，可選擇黏稠性食材備餐，如蔬菜泥、濃湯、麥片等。腹瀉時則避免攝取油膩、高纖維食物，不妨改吃富含果膠、有緩瀉效果的蘋果泥、香蕉等。口乾時建議食用可增加唾液分泌的食物，或選用質軟細碎的食物，如豆花、蒸蛋等。

如果治療期間發現癌友已出現營養不良的狀況，王麗民營養師表示，除了瞭解原因，此時藉由鼻胃管、或周邊靜脈注射提供全方位、立即性的營養支持也非常重要。

祕笈2

治療結束後，脂肪攝取
不超過每日總熱量30％

治療結束後，癌症病人的飲食就可回歸到一般的防癌飲食原則，康甄真表示：

1. 應避免常吃煙燻、燒烤、醃製、油炸食物。燒烤油脂產生的煙正是致癌的元凶。

2. 多吃蔬果、五穀雜糧，增加高纖維食物的攝取量。

3 脂肪攝取最好不要超過每日總熱量的30％。

4. 每天運動至少30分鐘，每週1次戶外活動，以維持正常體重。

5. 均衡飲食之外，可多攝食十字花科蔬菜，例如包心菜、花椰菜、青花菜、甘藍等。

6. 少喝含酒精飲料。

7. 少攝食加工製品。

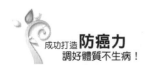

　　王麗民營養師補充：「控制體重相當重要，如果想吃點心，好的食物占80％，剩下的20％可偶爾滿足口腹之慾，畢竟心情愉快，免疫力也會增加」。

祕笈3

食物再營養
也不要單吃一種

　　康甄真營養師常跟病人說「食物本身沒有問題，問題出在攝取量」，「不要單吃一種食物，應多樣化選擇。對自己癌症有幫助的食物品項，可在均衡飲食的前提下，再多攝取一些」。

　　王麗民營養師指出，「儘管流行病學證實乳癌、胃癌、大腸直腸癌跟飲食有比較大的關聯，但長期偏好或強調某一種食物，容易造成營養不均衡，例如：吃素容易缺乏維生素B群與鈣質易流失，部分癌症病人刻意減少熱量與蛋白質的攝取，認為可減緩腫瘤生長速度，但是治療期間的營養被忽

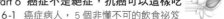

略，甚至影響到療程進行，反而讓腫瘤有機可乘」。

祕笈4

多吃新鮮食材
比額外吃補品更能防癌

　　癌症病人難免會收到親友送來的各類營養補充品或補品，對於加工合成的食品，康甄真營養師持保留態度，「至今仍沒有任何正式研究報告證實加工合成的食品，可真正替代天然蔬果的植化素」，天然蔬果中的植化素可增加免疫力，轉化癌細胞成為好細胞，清除自由基，可抗氧化。

　　世界癌症基金會的研究也證實，每天吃蔬果400～800公克，可降低75％大腸直腸癌、70％胃癌、50％乳癌的機會。因此，在均衡飲食的原則下，多吃新鮮蔬果比額外購買營養補充品或補品更能防癌。

　　至於是否要選擇生機飲食，兩位營養師皆提醒癌友要注意衛生問題。如果有健康完整的生產履歷，且可克服細菌與

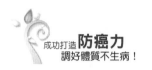

寄生蟲的問題，生機飲食才對健康有益。

祕笈5
善用醫療資源＋正確飲食
＝最佳防癌配方

　　王麗民營養師提醒，<u>食物對癌症具「預防性」效果，</u><u>而非治療。若已罹癌，營養的功能是輔助，能降低癌症復發</u><u>率，但光靠食療難以控制病情，仍需即時接受治療。</u>

　　國健署自2010年起積極推動癌症醫療品質提升計畫，該計畫將癌症營養照護同步納入，其目標正是在病人確診罹癌時，營養師在第一時間就介入。善用各醫療中心設有的癌症營養飲食諮詢門診，讓正確均衡的飲食觀念搭配先進的治癌療法，雙管齊下，才是遠離癌症的不二法門。

（採訪整理／楊慧美）

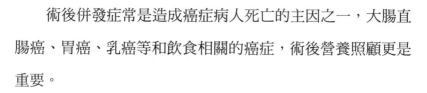

6-2

癌症術後照顧
吃出營養這樣補

　　術後併發症常是造成癌症病人死亡的主因之一，大腸直腸癌、胃癌、乳癌等和飲食相關的癌症，術後營養照顧更是重要。

　　韻卿的媽媽因胃癌執行胃全切除手術，術後合併化療，原本已食慾不佳，又因術後副作用胃傾倒症候群，導致吃進去的食物還來不及吸收，又全部吐出來，讓原本就因治療而體力不足的媽媽更辛苦難熬。韻卿十分憂心不知要怎麼吃，才能讓媽媽盡快恢復體力？

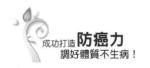
掌握各種癌症術後照護重點
是預防復發最大關鍵

　　癌症病人常因疾病本身、手術後的後遺症及後續治療造成的副作用，影響食慾及進食能力，導致體重減輕，抵抗力變差。

　　和信治癌中心醫院營養室主任王麗民指出，營養對癌症病人尤其重要，營養狀況好的病人能夠耐受更高劑量的化學治療、放射線治療，手術後也能迅速復原。

　　研究顯示，體重下降、營養狀況改變、治療耐受力差，以及術後併發症增加等，常是造成癌症病人死亡的主要原因之一，如果已出現以上這些惡病質，營養介入的效果通常不甚理想，因此，如何把握每一種癌症術後營養照護重點，將是良好預後的最大關鍵。

　　經常提供癌友營養諮詢的王麗民營養師與天主教耕莘醫院新店總院營養師康甄真，就常見癌症的術後營養照護，提供以下專業建議，期望每位癌友都能成功抗癌。

大腸直腸癌
術後先補足熱量和蛋白質

　　大腸位於整個消化道末端，分為盲腸、升結腸、橫結腸、降結腸、乙狀結腸、直腸、肛門，全長約1.5公尺環繞在小腸外圍。小腸吸收大部分營養素，大腸功能以吸收剩餘水分為主，由於影響消化道範圍廣，術後須留意飲食內容，以免影響腸道傷口。

　　其術後、復原期間飲食除了<u>增加熱量與蛋白質攝取，幫助傷口癒合</u>，初期為減少排便次數，預防糞便污染傷口。康甄真營養師<u>建議攝食低纖、非油煎、油炸及非辛辣刺激性的軟質食物為主</u>，例如：白吐司、蒸蛋、蒸魚、濾渣的果汁等，待傷口完全癒合後，再以均衡高纖的飲食，預防便祕。

　　王麗民營養師則表示近來美國有部分營養學者提出不同說法，認為低纖維飲食有排便量少與較硬的問題，<u>建議術後吃些高纖維食物</u>，讓糞便柔軟，對傷口反而不太有影響，該說法也可作為參考。

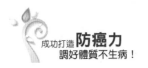

　　切除部位在直腸、乙狀結腸的病友，排便形成條狀，飲食限制較少；如果切除部位在結腸，易因水分吸收能力下降，大便偏稀，康甄真建議食用去皮的蘋果果肉，其含豐富的果膠可減緩不適症狀。**若術後初期因減少高纖維質的攝取量而便祕，可酌量進食蜂蜜、黑棗汁、香蕉等改善便祕症狀。**

■手術後化療、放療的飲食建議

1. 以均衡飲食為基礎，細嚼慢嚥、少量多餐，避免攝食會在腸道留下多量殘渣的食物。

2. 選擇溫和、易消化的食物，忌食糯米類，如湯圓、飯糰、粽子等。

3. 腸道術後恢復期間，避免會產氣的食物，例如地瓜、洋蔥、高麗菜、花椰菜、韭菜、青椒、全豆類、牛奶及奶製品。未來則視個人復原狀況，漸進食用。

4. 盡量採用可使食物質地柔軟的烹調方式，油脂應視個

人情況漸進添加，油炸、油煎等高油烹調方式，應在出院2周後再嘗試。

5. 可增加水分攝取以避免便祕發生。

6. 有慢性腹瀉者，易導致電解質和維生素流失，可適時補充礦物質及維生素。

「以上飲食原則只是治療過程的階段性建議，最終還是應視病人情況，諮詢專業營養師，是否補充足夠的熱量和蛋白質，再漸次增加纖維質的攝取量比較理想」，王麗民營養師補充。

胃癌
術後應細嚼慢嚥、少量多餐

胃是人體消化系統中最重要的一個器官，它有儲存、攪拌、研磨及消化食物的功能。胃癌手術會依腫瘤大小、位置而有不同的方式，術後營養照護也略有不同，儘管如此，手

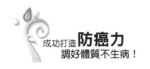
術後「體重減輕」可說是絕大部分胃癌病人會面臨的重要課題。體重減輕主要來自手術後的併發症，以下就幾種常見的併發症，請營養專家提供飲食方案：

■脂肪下痢

可能因胃切除，迷走神經破壞或空腸吻合術使得胃的內容物直接進入空腸，膽汁、胰液分泌減少，影響脂肪消化而形成。康甄真營養師建議此時應採「少量多餐、低油飲食」，減少食用煎、炸、油酥、肥肉、中西糕點。

■傾食症候群

施行胃全切除手術後，病人攝食高糖類的食物，將快速進入小腸，進食後約10～15分鐘易發生腹脹、噁心、冒冷汗、心跳加速及暈眩等症狀。

康甄真營養師建議飲食後可立刻平躺20～30分鐘，王麗民營養師則說可調整為斜躺姿勢，減緩食物進入腸道時間，以緩解症狀。

胃癌術後併發症易造成病人厭食或進食困難，因此幫助胃癌病人術後維持體重、攝取足夠的營養相當重要。王麗民營養師提供幾項飲食原則，一來緩解併發症不適，二來可維持營養吸收，保有體力。

1. 進餐細嚼慢嚥，少量多餐，王麗民營養師建議一天甚至可以增加到8餐，以維持體力。

2. 忌食加糖及含酒精的食物，例如：果汁、養樂多、安素（營養補充品）等，以減少傾食症候群發生。

3. 避免溫度太冷、太熱、不易消化及刺激性的食物。

4. 飲食型態依病患恢復與消化狀況逐步調整，初期以流質為主，術後3～5天調整為半固體，進而調整到固態、軟質的食物為主，避免過多湯汁、易腹脹及太油膩的食物。

5. 液態食物若超過半碗的量（約120cc），則應於飯後30～60分鐘或2餐之間食用，以減少傾食症候群發生。

6. 若貧血，經由食物補充鐵質和維生素B12的效果較

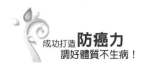

差，可補充綜合維生素、礦物質，並定期追蹤，必要時可口服鐵劑和注射微生素B12。

針對嚴重營養失衡的病人，王麗民營養師認為，營養評估及配合空腸造口灌食給予營養支持，以確保營養吸收有其必要性。康甄真提醒，可酌量給與營養補充品，其中高蛋白奶粉屬於濃縮性食品，不宜單獨使用，務必與五穀根莖類、澱粉類、或碳水化合物混合使用，以增加蛋白質利用率。

乳癌
術後宜低脂高纖，天天10蔬果

一項由哈佛大學進行12年的大規模研究，調查了超過12萬名婦女，研究人員發現，如果已是乳癌患者，脂肪攝取和死亡率沒有明顯相關，但如果罹患乳癌前就已是高脂肪攝取群，死亡率會增高70％，意謂平日就該降低脂肪攝取量。

由於乳癌患者與高脂肪、低纖維的飲食型態息息相關，

其術後營養照護重點如下：

1. 注意鈣質補充，可選擇低脂或脫脂牛奶1～2杯（約500cc）。

2. 減少高脂肪食物，特別是動物性脂肪來源。

3. 蔬菜所含的天然「植化素」防癌效果早已被醫界肯定，需多攝取高纖蔬果。

4. 多攝取十字花科蔬菜可降低復發機率，例如：包心菜、花椰菜、青花菜、甘藍。

5. 從天然蔬果中攝取抗氧化成分，例如：β胡蘿蔔素、維生素C、E。

6. 接受荷爾蒙治療的乳癌病人，避免服用大豆異黃酮錠劑。

子宮頸癌、卵巢癌
術後口味改變，可適時變換菜色

子宮頸癌是常見於25～45歲的女性惡性腫瘤，主要由感

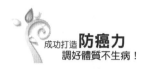

染人類乳突病毒的併發症所引起。研究數據顯示，在亞太地區子宮頸癌僅次於乳癌，是女性第二大癌症。子宮頸癌手術後常見泌尿道、排尿、便祕問題。如果是卵巢癌，特別是雙側卵巢切除者，則易有骨質疏鬆症發生，應多攝取鈣質補充營養。

王麗民營養師與康甄真營養師皆表示，不同於大腸直腸癌、胃癌屬於消化道方面病症，子宮頸癌、卵巢癌術後營養照護多是化療期間飲食口味改變等問題，均衡飲食之外，其術後飲食原則與一般防癌飲食原則相同。

（採訪整理／楊慧美）

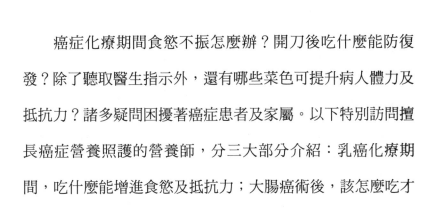

6-3

癌症治療
營養師教你正確吃

　　癌症化療期間食慾不振怎麼辦？開刀後吃什麼能防復發？除了聽取醫生指示外，還有哪些菜色可提升病人體力及抵抗力？諸多疑問困擾著癌症患者及家屬。以下特別訪問擅長癌症營養照護的營養師，分三大部分介紹：乳癌化療期間，吃什麼能增進食慾及抵抗力；大腸癌術後，該怎麼吃才能預防復發；癌症療程做完，又該如何吃出元氣。

　　癌症患者及家屬不妨參考營養師的建議，補足缺乏的營養，將更有抗癌力！

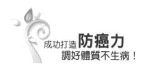

乳癌化療導致食慾不振
建議補充高熱量餐點

　　琬欣罹患乳癌二期，術後化療期間因白血球數目偏少、血紅素不足、貧血與胃口不佳，造成體重持續下降，預計進行的療程不得不先暫停。和信治癌中心醫院營養室主任王麗民建議，可多攝取高蛋白、高熱量飲食補足營養，推薦套餐如下：

■腰果雞腿排

材料：雞肝40克、去骨雞腿肉60克、腰果6克（約4個）、毛豆10克（1/2湯匙）、洋蔥及蒜頭適量、水15cc（1湯匙）、沙拉油5克（1/3湯匙）、太白粉水少量、醬油1/3湯匙、砂糖少許。

作法：

1. 腰果炸熟撈起，毛豆、雞肝於滾水中燙熟備用。

2. 雞腿肉混合醬油、水和砂糖醃15分鐘，入鍋煎至兩面

熟成金黃色後切片。

3. 洋蔥、蒜頭炒鍋中爆香，依序加入腰果、毛豆、雞肝切片及調味料拌炒。最後淋上太白粉水勾薄芡，淋在雞腿排上即完成。

■薑絲紅鳳菜

材料： 紅鳳菜75克、麻油5克（1/3湯匙）、薑絲少許。

作法：

1. 紅鳳菜洗淨、切段、入滾水汆燙、撈起備用。
2. 將紅鳳菜入炒鍋中拌薑絲、麻油、鹽調味即可。

■黑豆排骨湯

材料： 黑豆5克、豬小排40克（厚度3～4公分）、蔥花、薑絲少許、1.5碗水、鹽少許。

作法：

1. 將新鮮食材洗淨，將1.5碗水放入鍋中，開中火，待水滾後放入黑豆及豬小排、薑絲熬煮。

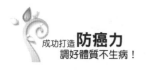

2. 食材煮軟，加鹽調味並灑上蔥花即可。

■芙蓉南瓜

材料：南瓜110克（約1碗）、雞蛋65 克（1顆）、沙拉油 2.5 克（1/2小匙）、胡蘿蔔10克。

作法：

1. 南瓜去皮、去籽、洗淨切塊，入滾水中燙熟後撈起備 用。胡蘿蔔切末。

2. 雞蛋洗淨、去殼打散備用。

3. 將油放入鍋中，開大火，將略打散的雞蛋放入炒鍋中 迅速攪動使其成蛋花狀，再加入已燙熟的南瓜、胡蘿 蔔末略拌炒後，加鹽調味即可起鍋。

■玉筍飯

材料：玉米筍25公克（約1/4碗）、生胚芽米60克（約1/3 碗）。

作法：

1. 玉米筍洗淨切小圓片，備用。

2. 將米洗淨後，加入玉米筍放入容器中，以適量的水浸泡30分鐘後，即可入飯鍋煮熟。

小提醒：建議吃完上述套餐後，再搭配玫瑰桃1顆。

營養分析：

　該套餐醣類82.5克、蛋白質48.5克、脂質31.8 克、鐵質12.03毫克、維生素C62.4毫克，總熱量789大卡。

高蛋白高熱量飲食小叮嚀

1. 和信治癌中心醫院營養室主任王麗民提醒「高蛋白高熱量飲食」的定義是：提供每人每公斤至少1.5公克蛋白質，熱量供給每日每人每公斤體重至少35大卡。

2. 高蛋白飲食須以均衡飲食為基礎，獲得足夠熱量後再加強高蛋白攝取，如此高蛋白才能發揮修護細胞組織的功能。即高蛋白須搭配足夠熱量才有雙乘效果。

3. 一般成人每日三大營養素建議比率：蛋白質10～14％，脂肪20～30％，醣類58～68％。以琬欣正在接受化療為例，蛋白質需求建議比平常約增加50％，熱量約增加20％。

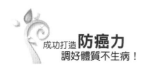

腸癌術後怎麼吃？
優質蛋白質為首選

大腸直腸癌接受手術後，當傷口痊癒，平日飲食還是要增加膳食纖維的攝取，才能防止復發，天主教耕莘醫院新店總院營養師康甄真推薦一道以豆腐為主食的菜餚。

■芙蓉豆腐

材料：盒裝豆腐1盒，香菇2朵、干貝（小顆）3顆、蝦仁100克、竹笙適量、皮蛋1顆、生雞蛋1顆、青豆50克、玉米粒50克、枸杞適量、太白粉少許。

作法：

1. 將干貝蒸軟壓散、洗淨香菇、蝦仁、竹笙、皮蛋（去殼），再切小丁備用。生雞蛋均勻打散備用。

2. 將豆腐壓碎之後加入以上材料、蛋汁、少許太白粉混合，再加少許鹽、胡椒粉調味。

3. 以瓷湯匙為模型，塗一層薄油，將作法2的食材放入

磁湯匙中（同樣方式可做數個），蒸8分鐘，之後倒
扣排盤。

4. 適量的水放入青豆、玉米粒煮滾後，放入枸杞再勾薄
芡，淋在排盤好的豆腐上即可食用。

小提醒：

康甄真營養師表示，豆腐是適合牙齒不好的高齡者及葷
素皆宜的健康好食材，不要怕會升高尿酸而拒絕吃，其實肉
類的普林值比豆製品還高。以蔬菜搭配豆腐烹煮，由於蔬菜
蘊含對人體有幫助的膳食纖維及植物性化學物質，有很強的
抗氧化及修補細胞的能力，同時也是清除自由基的好幫手。

營養分析：

豆腐含有優質蛋白質；其植物固醇以及膳食纖維可降低
血膽固醇，減少罹患直腸癌的機率；其所含的鈣質，可當作
純素者鈣質的來源；富含大豆異黃酮也對進入更年期的女性
有很好的健康效益。

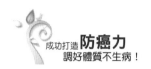

癌症完成療程後
想提升免疫力怎麼吃？

　　癌症治療期間元氣大傷，如何透過對身體有助益的飲食，降低癌症復發機率？康甄真營養師解釋，癌症病人結束治療後，飲食應著重體質調整、消除疲勞、提振精神，與提升免疫系統防禦力，她也以此需求設計以下菜式。

■五彩繽紛

材料：青江菜300克、草菇300克、牛番茄2顆、紫山藥300克、白蘆筍300克、高湯1杯、鹽少許。

作法：

1. 將青江菜、草菇、紫山藥、白蘆筍洗淨備用。

2. 牛蕃茄洗淨氽燙後，切大塊備用。

3. 紫山藥去皮切條狀，與青江菜、草菇、牛蕃茄、白蘆筍氽燙後排盤，再淋上調味料即可。

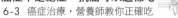

營養分析：

　　十字花科蔬菜（青江菜）是重要的防癌尖兵，草菇含有高量維生素C和各種氨基酸，番茄富含 β 胡蘿蔔素，都是防癌好幫手。

（採訪整理／楊慧美）

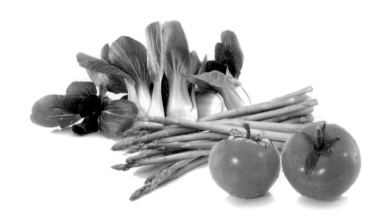

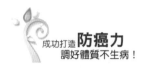
成功打造**防癌力**
調好體質不生病！

編輯後記

好心情，防癌力的重要營養素！

文／葉雅馨（大家健康雜誌總編輯）

　　根據統計指出，近10年來，罹癌人數平均暴增了1.6倍，其中又以大腸癌及乳癌的發生率增加最多。不少研究均證實，癌症與飲食極為相關，如：攝取過多的脂肪，容易增加罹患乳癌、卵巢癌及胰臟癌等癌症的發生率，但如果注重飲食，攝取多量的高纖維食物，不但可預防大腸癌，也可減少胃癌、前列腺（攝護腺）癌及子宮內膜癌等癌症的發生率。

　　飲食可說是防癌最簡單易行的方式，新書《成功打造防癌力，調好體質不生病！》告訴讀者「飲食習慣，決定你的防癌力」，建議讀者如何改正飲食的壞習慣，遠離癌症的因子；介紹10大防癌食物，讓你懂得選擇好食物。此外，針對外食族、應酬族的飲食，提供聰明吃的原則。最後一部分，

我們強調癌症不是絕症，如果不幸罹癌的患者，可透過飲食來調養身體，也採訪了專家建議癌症術後該如何吃。

本書另一個角度是告訴讀者，不要輕忽身體慢性發炎的警訊，「發炎」的英文「Inflammation」，原意是火燒，身體發炎時，局部或全部會出現紅、腫、熱、痛、癢症狀。為什麼身體會發炎？一般人對發炎的印象是急性發炎，常見有二大類型，一種是物理性傷害的發炎，像扭傷、撞傷、割傷、燙傷、凍傷、叮傷，是外來的急性傷害；另一種是細菌、病毒、黴菌等微生物的入侵，像流感、泌尿道感染、肺部感染。

本書提及的「慢性發炎」，許多研究顯示，可能與慢性疾病的形成有關，「時代（TIME）」雜誌曾將發炎形容為身體內的祕密殺手，並表示發炎可能會與心臟病、阿茲海默症及癌症等疾病有關。雖然癌症並非全然是因慢性發炎生成，但不少動物實驗研究證實，癌症與慢性發炎關係密切，所以提升免疫力很重要，本書教讀者遠離慢性發炎的方法，輕鬆抗發炎。

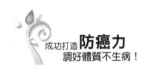

本書感謝臺灣營養學會創始人謝孟雄、臺灣癌症基金會執行長賴基銘，撰序特別推薦。也感謝中央研究院副院長陳建仁、臺北醫學大學副校長邱弘毅、中醫抗衰老醫學會榮譽理事長王剴鏘、臺北市立聯合醫院中醫院區中醫師楊素卿、臺灣全民健康促進協會理事長陳俊旭、臺北市立聯合醫院和平婦幼院區小兒科主任陳佩琪共同推薦。

最後要提醒，平時懂得調適壓力，保持愉悅的心情，對維持身體健康極有幫助。在對抗癌症及與癌病共存時，需要另一種治療癌症的營養素，那就是「心理健康」。因為不論從得知罹癌所需面對的心理調適、家人及照顧者所要建立的心理準備，到治療過程陪伴者的心情，都需要「心理健康」。許多國內外的研究已證實，保持好心情及樂觀，會大大影響癌症的康復，未來《大家健康》雜誌會再出版「癌症與心理調適、照護」的相關書籍，為讀者及罹癌患者、照護者家庭，提供更好、更重要的心理支持！

保健生活系列

解救身體小毛病：上班族必備的健康小百科
定價／320元　總編輯／葉雅馨

本書針對上班族最常遭遇的小毛病困擾，包括頭痛、感冒、胃痛、牙痛、失眠、過敏、肚子痛、眼睛痠痛、腰痠背痛等大疼小痛，一一深入解析，快速解決你對身體小毛病的疑惑！

用對方法，關節不痛
定價／250元　總編輯／葉雅馨

你知道生活中哪些傷害關節的動作要避免？如果關節炎纏身，痠痛就要跟定一輩子？本書教你正確保養關節的祕訣，從觀念、飲食、治療到居家照護的方法，圖文並茂呈現，讓你輕鬆了解關節健康，生活零阻礙！

做個骨氣十足的女人──骨質疏鬆全防治
定價／220元　策劃／葉金川　編著／董氏基金會

作者群各括國內各大醫院的醫師，以其對骨質疏鬆症豐富的臨床經驗與醫學研究，期望透過此書的出版，民眾對骨質疏鬆症具有更深入的認識，並將預防的觀念推廣至社會大眾。

做個骨氣十足的女人─營養師的鈣念廚房
定價／250元　策劃／葉金川　作者／鄭金寶

詳載各道菜餚的烹飪步驟及所需準備的各式食材，並在文中註名此道菜的含鈣量及其他營養價值。讀者可依口味自行安排餐點，讓您吃得健康的同時，又可享受到美味。

氣喘患者的守護─11位專家與你共同抵禦
定價／260元　策劃／葉金川　審閱／江伯倫

氣喘是可以預防與良好控制的疾病，關鍵在於我們對氣喘的認識多寡，以及日常生活細節的注意與實踐。本書從認識氣喘開始，介紹氣喘的病因、藥物治療與病患的照顧方式，為何老是復發？面臨季節轉換、運動、感染疾病時應有的預防觀念，進一步教導讀者自我照顧與居家、工作的防護原則，強壯呼吸道機能的體能鍛鍊；最後以問答的方式，重整氣喘的各項相關知識，提供氣喘患者具體可行的保健方式。

保健生活系列

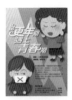

當更年期遇上青春期
定價／280元　編著／大家健康雜誌　總編輯／葉雅馨

更年期與青春期，有著相對不同的生理變化，兩個世代處於一個屋簷下，不免迸出火花，妳或許會氣孩子不懂妳的心，可是想化解親子代溝，差異卻一直存在……想成為孩子的大朋友？讓孩子聽媽媽的話？想解決更年期惱人身心問題？自在享受更年期，本書告訴妳答案！

男人的定時炸彈—前列腺
定價／220元　策劃／葉金川　作者／蒲永孝

前列腺是男性獨有的神祕器官，之所以被稱為「男人的定時炸彈」，是因為它平常潛伏在骨盆腔深處。年輕時，一般人感覺不到它的存在；但是年老時，又造成相當比例的男性朋友很大的困擾，甚至因前列腺癌，而奪走其寶貴的生命。本書從病患的角度，具體解釋前列腺發炎、前列腺肥大及前列腺癌的症狀與檢測方式，各項疾病的治療方式、藥物使用及副作用的產生，採圖文並茂的編排，讓讀者能一目了然。

健康樂活系列

照顧父母，這樣做才安心
定價／280元　總編輯／葉雅馨

本書教你全方位「懂老」：察覺老人家的需求與不適，做對貼心的健康照護及生活協助，孝親才能不留遺憾！教你不用「怕老」：儲存健康資本，為自己的老後做好準備，快樂迎接熟齡生活！

養好胃，身體自然變年輕！
定價／250元　總編輯／葉雅馨

想要身體回春變年輕？本書為你找到真正維持青春的關鍵祕密！你知道養好胃的重要嗎？維持青春好氣色的關鍵就在「胃」。胃部的健康，主宰人體的營養供應，若消化吸收力弱，免疫力下降，氣色自然不好，想要比實際年齡看來還年輕，就要趕快懂得如何「養好胃」的健康！

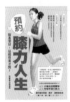

預約膝力人生：膝蓋要好，這樣保養才對！
定價／250元　總編輯／葉雅馨

本書除了教你認識膝關節、正確的保養知識，更有運動防護的實戰解答，尤其瘋路跑、迷上路跑，又怕傷到膝蓋怎麼辦？本書完整教你：正確的跑步方式，跑步前後該注意的事項，如何預防膝蓋傷害、如何透過練習、聰明飲食，讓自己身體更有能量！

健康樂活系列

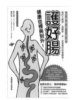

護好腸，健康從裡美到外！
定價／280元　總編輯／葉雅馨

想食在安心、腸保健康，實踐健康無毒的飲食生活嗎？本書教你易懂該做的保健「腸」識，告訴你可以擁有好腸道的實用祕訣。食安風暴下，本書教你自保的用油知識，教你分辨真假食物，為自己調整飲食習慣。

悅讀精選系列

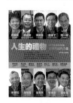

人生的禮物：10個董事長教你逆境再起的力量
定價／280元　總編輯／葉雅馨

跟著10個超級董事長，學成功經驗與人生歷練！本書集結王品集團董事長戴勝益、美吾華懷特生技集團董事長李成家、台達電子董事長海英俊、全家便利商店董事長潘進丁、和泰興業董事長蘇一仲、八方雲集董事長林家鈺、合隆毛廠董事長陳焜耀、億光電子董事長葉寅夫、康軒文教董事長李萬吉、宏全國際董事長戴宏全等10個知名企業領導人，收錄他們精彩的故事與人生歷練。

用心就有感：開啟你工作與生活的幸福思維
定價／300元　作者／賴東明

廣告教父賴東明濃縮八十年的人生閱歷，將自己工作與生活的經驗淬鍊，提供讀者一生受用的領悟！本書可為你解開工作經常遇到的難題，點出生活空虛的盲點與煩惱，開啟你對工作與生活的幸福思維！只要用心，就能創造自己的有感人生！

心靈關係系列

生命的奇幻旅程：啟迪心靈成長的6個故事
定價／350元　作者／堀貞一郎　譯者／賴東明

如果有一隻魔法鉛筆，能夠讓你畫出想要的東西，實現願望，你想畫什麼？想體會不同的生命價值，展開一段有憂傷、有甜美的人生旅程嗎？日本創意大師堀貞一郎與臺灣廣告教父賴東明，聯手打造讓你重拾童心，重新體悟人生的真情有感書！

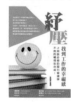

紓壓：找到工作的幸福感
定價／280元　總編輯／葉雅馨

為什麼有人可以輕鬆搞定壓力，壓力愈大業績愈好？為什麼愈快樂的員工，生產力、銷售成績比一般員工高？想要樂在工作、提升職場競爭力嗎？搞懂紓壓的祕訣與情緒管理的技巧，你就能掌握職場成功的關鍵！

成功打造防癌力，調好體質不生病！

總　編　輯／葉雅馨
主　　　編／楊育浩
執　行　編　輯／蔡睿榮、林潔女
文　字　採　訪／梁雲芳、葉語容
封　面　設　計／比比司設計工作室
內　頁　排　版／陳品方

出　版　發　行／財團法人董氏基金會《大家健康》雜誌
發行人暨董事長／謝孟雄
執　　行　　長／姚思遠

地　　　　　址／臺北市復興北路57號12樓之3
服　務　電　話／02-27766133#252
傳　真　電　話／02-27522455、02-27513606

大家健康雜誌網址／www.jtf.org.tw/health
大家健康雜誌部落格／jtfhealth.pixnet.net/blog
大家健康雜誌粉絲團／www.facebook.com/happyhealth

郵　政　劃　撥／07777755
戶　　　　　名／財團法人董氏基金會

總　　經　　銷／聯合發行股份有限公司
電　　　　　話／02-29178022#122
傳　　　　　真／02-29157212

法律顧問／眾勤國際法律事務所
印刷製版／凱莉印刷實業有限公司
版權所有・翻印必究

出版日期／2015年6月17日初版
定價／新臺幣250元
本書如有缺頁、裝訂錯誤、破損請寄回更換
歡迎團體訂購，另有專案優惠，
請洽02-27766133#252

國家圖書館出版品預行編目(CIP)資料

成功打造防癌力,調好體質不生病! / 葉雅馨總
編輯. -- 初版. -- 臺北市：董氏基金會<<大家健
康>>雜誌, 2015.06
　面；　公分
ISBN 978-986-90432-5-0(平裝)
1.癌症 2.健康飲食 3.預防醫學

417.8　　　　　　　　　　　　104008654